치매 예방
손가락 운동

Aktivieren mit Handgymnastik, 3 Bände im Set
by Birgit Henze
ISBN 978-3-89993-361-1
ISBN 978-3-89993-362-8
ISBN 978-3-89993-377-2
Copyright ⓒ 2016 Schlütersche Verlagsgesellschaft mbH & CO. Hannover, Germany

치매 예방
손가락 운동

고령자, 치매 환자, 보호자, 재활치료사, 간호사들을 위한
독일 최고의 손가락 체조 교재!

비르기트 헨제 지음 | 이지영 옮김

율리시즈

머리말

고령의 노인들과 연관된 일을 해오다 보니 그분들이 의식적이건 무의식적이건 손과 손가락을 자주 움직인다는 것을 알게 되었습니다. 손과 손가락을 움직이는 동작이 안정감을 주는 효과를 발휘한다는 것도요. 노인들, 특히 노인성 치매 환자들에게 안정감과 집중력, 이해력을 높이는 데 도움이 되는 것 같았습니다. 그래서 이런 긍정적 효과가 실제로 손 운동과 연관이 있는지, 그렇다면 그 원리는 무엇인지 의문이 생겼습니다.

그 의문을 좇아 공부하는 동안 흥미로운 사실 몇 가지도 알게 되었지요.

- 신경생물학과 신경심리학에 의하면 사람의 신체 각 부분은 뇌 표면의 특정 영역에 연결되어 있는데, 특히 열 손가락은 뇌 표면의 약 60퍼센트와 연결됩니다. 즉 뇌와 신체는 서로 긴밀하게 작용하는 것이죠. 따라서 손가락과 손의 운동을 통해 뇌를 자극함으로써 집중력과 지각력 등 인지 능력에 긍정적인 효과를 일으킬 수 있습니다!
(P. 베를리트Berlit 2011 혹은 J. 레르너Lehrner 공저 2011 참조)
- 뇌훈련 전문가인 베티나 야스퍼Bettina Jasper의 진술도 이 사실을 뒷받침하고 있습니다.
'손가락과 손을 일정한 목적에 따라 움직이면, 마치 온몸을 움직일 때와 거의 유사한 혈액순환이 뇌에서 이루어집니다. 사고 능력과 연관된 새로운 손가

락 운동을 배운다는 건 정신적으로 산악운동을 하는 것과 마찬가지입니다.'
(《슈투트가르트》 2010년 5월 20일자, 2016년 1월 5일자 참조)

• 손가락 운동은 당연히 신체적 가동성과 근육운동의 증진으로도 이어집니다.
특히 손가락 관절통은 규칙적인 손가락 운동을 통해 개선될 수 있지요. 노르
웨이에서 이루어진 인상적인 연구 결과에 따르면, 손가락 운동은 손의 활력
과 악력을 향상시켜줄 뿐 아니라 통증도 완화시켜줍니다.

(T. 헤닝Henning, M. 한젠스Hansens 2013 참조)

저는 이런 배경지식을 토대로 어르신들이 손가락과 손 운동을 습관화하도록 이
끌었습니다. 운동 효과가 좋았기 때문에 모두 기꺼이 운동에 동참해주셨습니다.
이런 과정을 거쳐 운동 동작들이 상당히 축적됐고, 이를 바탕으로 '손 체조'를 개
발하게 되었습니다. 그렇게 손 체조반을 만들자마자 수강을 원하는 사람들이 넘
쳐나 수업시간을 추가해야 했지요.
실제로 저는 손 체조반의 어르신들이 늘 즐겁고 활력에 넘쳐 있는 모습을 봅니
다. 손 체조의 효과는 심지어 지속적이기까지 합니다. 그 근거를 몇 가지 들자면
다음과 같습니다.

• 노인성 치매 1단계 혹은 2단계 환자들은 손 체조 과정을 수료한 후 집중력과

안정감과 성취감이 향상되는 경우가 많았습니다.

• 손 체조는 신체 활동에 제약이 있는 사람들도 얼마든지 가능합니다. 침대에 누워서도 할 수 있습니다.

• 많은 분들이 혼자서 연습을 해와 수업 시간에 향상된 모습을 자랑스레 보여 주곤 하십니다.

여러분 또한 이 책을 통해 즐겁게 손 체조를 익히시길 바랍니다.

- 비르기트 헨제

주의
사항

운동을 시작하기 전에 방을 충분히 환기시키고 쾌적한 온도를 맞추어두세요.

참석자 모두 탁자 앞 편안한 의자에 앉습니다. 신체 활동에 제약이 있는 어르신은

휠체어에 앉은 채 참여할 수 있습니다.

한 동작을 시작하기 전에는 항상 손가락과 손을 미리 움직여 준비 운동을 합니다.

손바닥을 힘껏 마주 비벼주고 손가락을 하나씩 차례로 잠깐씩 마사지해줍니다. 이

준비 동작은 참여자 각자가 자유롭게 수행하면 됩니다.

모든 동작은 천천히 안전하게 진행돼야 합니다. 관절을 조심스럽게 늘이고, 팔과

손, 손가락을 주의 깊고 차분하게 움직입니다.

참여자들이 손가락 운동에 적응할 수 있도록 간단한 기초 체조부터 시작하는 게

좋습니다. 최대한 등을 펴고 앉을 수 있는 편안한 의자를 준비해주세요(운동 1~7

번 참조).

차례

성냥갑을 이용한 손 체조

펜을 이용한 손 체조

나무막대기를 이용한 손 체조

3부 두뇌 조깅 손 체조

병뚜껑, 코르크 마개, 종이컵, 탁구공, 손수건, 고무 밴드를 이용한 손 체조

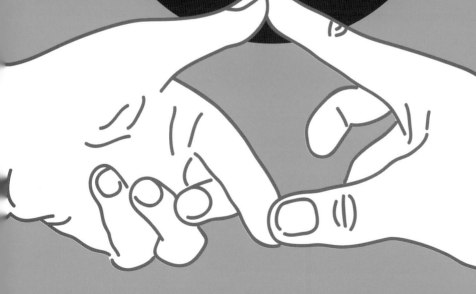

1부

손 체조
따라 하기

기초 체조 · 맨손 체조

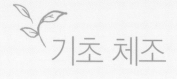

기초 체조

운동 01 등 펴고 굽히기

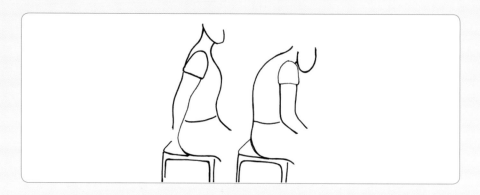

의자에 앉아 등을 쭉 펴서 의자바닥과 직각이 되도록 합니다. 이때 어깨는 편안히 툭 내려놓습니다.

이 상태로 30초간 긴장 상태를 유지한 후 등을 고양이처럼 앞으로 구부린 자세로 30초간 힘을 뺍니다.

이 동작을 3회 반복합니다.

운동 02 척추 돌리기

등을 펴고 편안히 앉은 자세로 시작합니다. 상체를 오른쪽으로 천천히 돌린 후 잠깐 멈추고 다시 왼쪽으로 돌립니다. 이 동작은 아주 천천히 진행해야 합니다.

왼쪽 오른쪽 번갈아 3회 반복합니다.

운동 03 상체 좌우로 기울이기

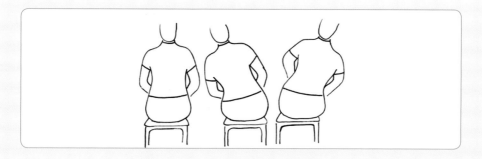

등을 펴고 편안히 앉은 자세로 시작합니다. 상체를 왼쪽과 오른쪽으로 천천히 번갈아 기울여줍니다. 이때 무게중심은 상체가 기울어지는 쪽 엉덩이에 실리게 합니다. 상체가 오른쪽으로 기울 때는 오른쪽 엉덩이에, 왼쪽으로 기울 때는 왼쪽 엉덩이에 몸의 무게를 싣는 것입니다.
이 동작을 여러 번 반복합니다.

운동 04 골반 좌우로 기울이기

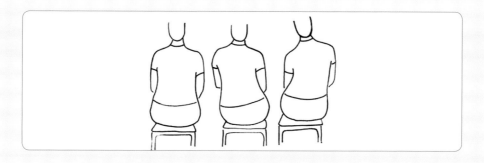

등을 펴고 편안히 앉은 자세로 시작합니다. 골반을 좌우로 기울여 한쪽 엉덩이에서 다른 쪽 엉덩이로 체중을 옮겨 싣습니다. 상체는 움직이지 않도록 유의하면서 골반만 좌우로 흔드는 운동입니다.
이 동작을 여러 번 반복합니다.

운동 05 골반 앞뒤로 기울이기

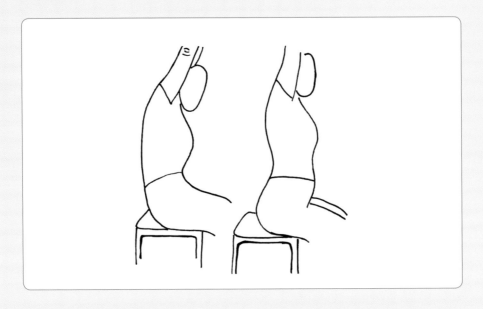

등을 펴고 편안히 앉은 자세로 시작합니다. 양 팔을 위로 쭉 뻗습니다. 이 자세를 유지한 채 골반을 앞뒤로 번갈아 기울입니다. 이 동작을 함으로써 요추관절 위쪽으로 척추를 당겨 늘여주게 됩니다.

간단한 동작이지만 관절을 이완시키는 데 놀라운 효과가 있습니다. 쉽게 설명하면 요추 위쪽 척추를 앞뒤로 구부렸다 폈다 반복하는 것이지요.

운동 06 어깨 올렸다 내리기

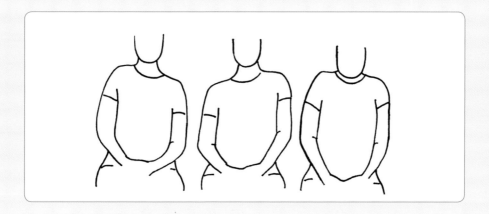

똑바로 앉은 자세로 오른쪽 어깨를 위쪽으로 끌어올립니다. 잠깐 멈춘 후 다시 제자리로 돌아오게 합니다. 왼쪽 어깨도 위로 올렸다가 잠시 멈춘 후 다시 내립니다.

이 동작을 3회 반복합니다.

이때 머리는 똑바로 세운 채 움직이지 않도록 합니다.

이어서 양쪽 어깨를 동시에 위로 올렸다가 잠시 멈춘 후 툭 떨어뜨리고 긴장을 풉니다. 이 동작도 3회 반복합니다.

운동 07 어깨 돌리기

똑바로 앉은 자세로 오른쪽 어깨를 세 번 천천히 뒤쪽으로 돌립니다. 왼쪽 어깨도 세 번 천천히 뒤쪽으로 돌립니다.

잠깐 쉬었다가 이번에는 앞쪽으로 어깨를 돌립니다. 똑바로 앉은 자세로 오른쪽 어깨를 세 번 천천히 앞으로 돌리고, 이어서 왼쪽 어깨도 세 번 돌립니다.

도구를 사용하지 않는 손 체조

운동 08 팔 뻗기

양팔을 번갈아 위로 뻗어 올렸다가 탁자 위로 내립니다.
양팔을 번갈아 앞으로 뻗었다가 탁자 위로 내립니다.
양팔을 번갈아 옆으로 뻗었다가 탁자 위로 내립니다.
이 동작들을 천천히 3회씩 반복합니다.

운동 09 털실 감기

양팔을 굽혀 팔뚝을 가슴 높이만큼 올린 후 천천히 빙빙 돌려줍니다. 몇 번
돌린 후 반대 방향으로도 돌려줍니다.
동작 후 또는 동작 사이에 양팔을 잠깐씩 흔들어 털어주거나 탁자 위로 내
려서 긴장을 풀어줍니다.

팔 구부리기

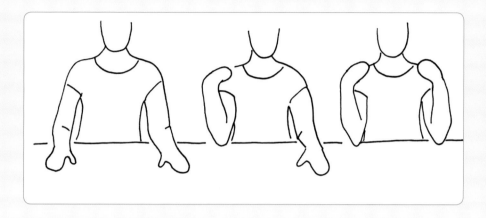

양 팔뚝을 탁자 위에 내려놓습니다. 한쪽씩 차례로 어깨 쪽으로 구부립니다. 이때 팔꿈치는 탁자 위에 고정해야 합니다.

가능하다면 양 팔뚝을 어깨 쪽으로 구부린 채 손가락으로 어깨를 문지릅니다.

이 동작을 여러 번 반복합니다.

이 동작이 익숙해지면, 양 팔뚝을 동시에 어깨 쪽으로 구부립니다. 이때도 팔꿈치는 탁자 위에 고정해야 합니다.

운동 11 양팔 서로 엇갈리기

양팔을 가슴 높이로 나란히 앞으로 뻗습니다.

오른팔을 왼팔 위쪽으로, 왼팔은 오른팔 아래쪽으로 움직여 엇갈리게 한 후 다시 제자리로 돌아오게 합니다.

이어서 오른팔을 왼팔 아래로, 왼팔을 오른팔 위로 엇갈리게 한 후 제자리로 돌아옵니다.

이 동작을 여러 번 반복합니다.

운동 12 양팔 탁자 위에서 구부리기

양 팔뚝을 탁자 위에 편안히 내려놓습니다.

양 팔뚝을 탁자 위에 올린 채로 번갈아 반대쪽 팔꿈치 쪽으로 구부렸다 폅니다. 이때 팔꿈치는 탁자에서 떨어지지 않도록 합니다.

양팔 어깨 쪽으로 엇갈리기

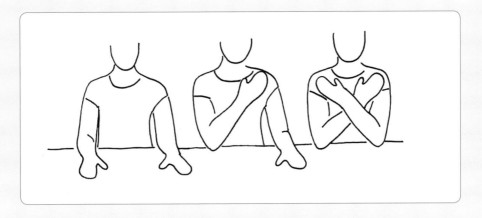

양 팔뚝을 탁자 위에 내려놓습니다. 오른쪽 팔뚝을 왼쪽 어깨로 올려 오른손
으로 왼쪽 어깨를 만집니다. 손을 왼쪽 어깨에 그대로 둡니다.
이제 왼쪽 팔뚝을 오른쪽 어깨로 올려 손을 어깨 위에 둡니다.
먼저 왼손을, 그 다음엔 오른손을 차례로 탁자 위로 내립니다.
이번에는 왼쪽 팔뚝을 먼저 오른쪽 어깨로 올리며 이 동작을 반복합니다.

운동 14 탁자 문지르기

오른손으로 탁자 위를 문지릅니다. 처음에는 작은 원을 그리다가 점점 더 크게 원을 그리며 문지릅니다.
왼손으로도 같은 동작을 반복합니다.
이 동작은 맨손으로 해도 좋고, 손에 천을 쥐고 해도 됩니다.

운동 15 손 씻고 크림 바르기

양손을 씻는 것처럼 마주 비빕니다.
그 후 양손에 크림을 바르는 동작을 합니다. 이때 손가락을 하나하나 문질러주고 손등과 손가락 사이도 빠짐없이 문지릅니다.

운동 16 손가락 당기기

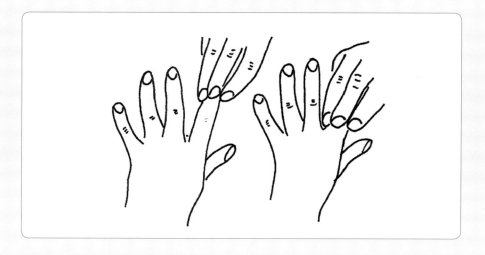

오른손으로 왼손 손가락을 하나하나 손가락 뿌리에서 손끝까지 쓸어 올린 후 위로 살짝 당겨줍니다.

엄지손가락부터 시작해서 검지, 중지, 약지, 새끼손가락까지 차례로 당겨줍니다.

이제 왼손으로 오른손 손가락에 같은 동작을 수행합니다.

피아노 치기

탁자 위에 피아노 건반이 있다고 상상하며 양 손가락으로 피아노 치는 동작
을 해봅니다. 이때 탁자 좌우로 멀리 양팔을 뻗으며 피아노를 치다가 다시
가운데로 돌아옵니다.

[응용]

양손을 탁자 위로 들어 올려서 공중에서 피아노를 칩니다. 이때도 좌우 양쪽
으로 멀리 팔을 벌리며 피아노를 치다가 다시 가운데로 돌아옵니다.
손동작과 함께 상체를 리드미컬하게 움직이거나 음악에 맞춰 흔들어도 됩
니다.

주먹 쥐기

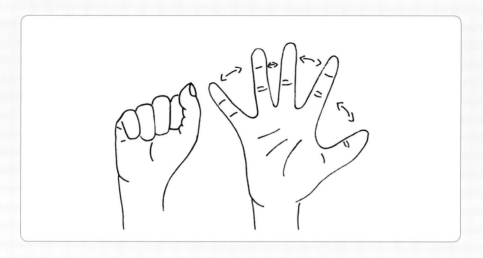

양팔을 탁자 위에 내려놓고 손바닥이 위를 향하게 합니다.

양손을 동시에 주먹을 쥐었다가 폅니다. 손을 펼 때 손가락을 힘껏 밖으로 펼쳐 뻗습니다.

이 동작을 여러 번 반복합니다.

이어서 한 손씩 번갈아가며 주먹을 쥐었다 폅니다. 먼저 오른손을 쥐었다 펴고 왼손도 쥐었다 폅니다. 이 동작도 여러 번 반복합니다.

손바닥 펼쳐 올리기

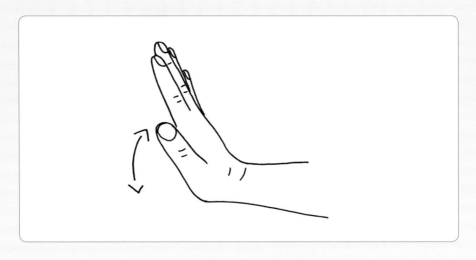

양팔을 탁자 위에 내려놓고 손바닥이 아래를 향하게 합니다.
팔뚝을 탁자에 고정시킨 상태에서 손바닥을 위로 들어 올립니다. 최대한 올
린 후 몇 초 동안 멈춥니다. 이제 천천히 다시 내립니다.
이때 오른손을 먼저, 왼손은 나중에 합니다.
양손 번갈아 이 동작을 최소 3회 이상 반복합니다.

손바닥 밀기

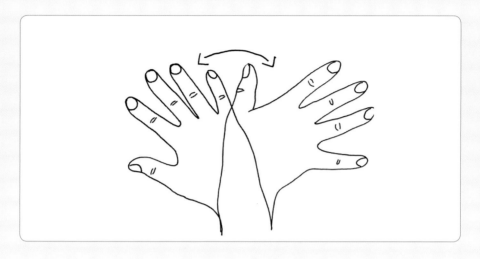

양팔을 탁자 위에 내려놓고 손바닥이 아래를 향하게 합니다.

팔뚝을 탁자에 고정시킨 상태에서 손바닥을 오른쪽으로 밀었다가 왼쪽으로 밉니다.

이 동작은 오른손부터 시작합니다. 좌우로 미는 동작을 여러 번 반복한 후, 왼손도 같은 동작을 반복합니다.

손목 구부렸다 펴기

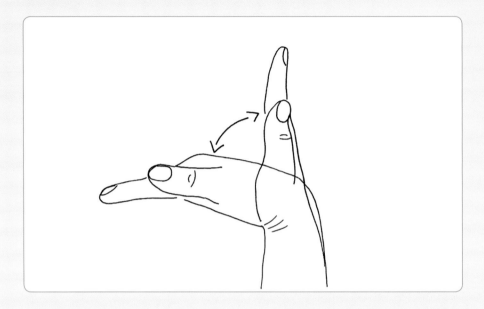

오른팔을 탁자 위에 내려놓고 손끝이 위로 향하도록 팔꿈치를 세웁니다.

손목을 안쪽으로 구부렸다가 다시 폅니다. 팔뚝은 움직이지 않도록 합니다.

이제 손목을 바깥쪽으로 구부렸다가 다시 폅니다.

오른손으로 이 동작을 여러 번 반복한 후 왼손도 반복합니다.

손바닥 뒤집기

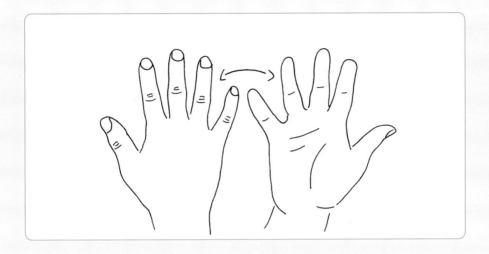

오른손을 탁자 위에 내려놓고 손바닥이 위를 향하게 합니다.

손등이 위를 향하도록 뒤집습니다. 이 동작을 여러 번 반복합니다.

왼손도 같은 동작을 반복합니다.

이 동작이 익숙해지면 양손을 동시에 뒤집습니다. 이때 서로 같은 방향 혹은 반대 반향으로 뒤집습니다.

운동 23 손가락 붙였다 떼기

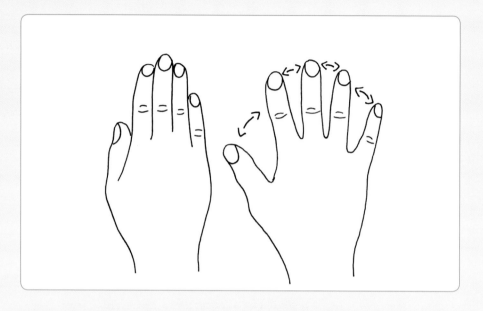

손등이 위를 향하도록 양손을 탁자 위에 내려놓습니다.
손가락을 펼쳐서 뗐다가 다시 붙입니다. 이 동작을 여러 번 반복합니다.

운동 24 손가락 위로 들어 올리기

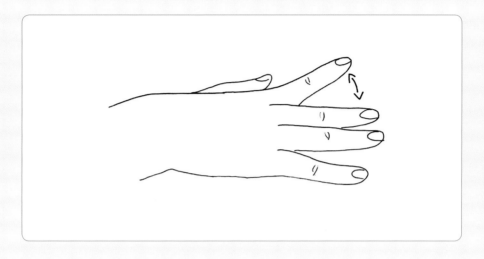

손등이 위를 향하도록 양손을 탁자 위에 내려놓습니다.

손가락을 하나씩 위로 들어 올립니다. 최대한 올린 후 잠깐 멈추었다가 다시 내립니다. 왼손 새끼손가락부터 시작합니다.

왼손 손가락을 차례로 들어 올렸다 내린 후 오른손은 엄지손가락부터 시작합니다.

두 번째 동작은 오른손 새끼손가락부터 시작해서 약지, 중지, 검지, 엄지 순서로 진행합니다.

운동 25 점점 더 크게 원 그리기

양 팔뚝을 탁자 위에 내려놓습니다.

팔과 손을 움직이지 않도록 고정한 채 검지로 탁자 위에 작은 원을 그립니다. 원을 점점 더 크게 그립니다. 이때 손은 자연스럽게 원을 따라 움직입니다. 이제 팔뚝 전체를 움직이며 더 크게 원을 그립니다. 팔꿈치는 움직이지 않도록 탁자에 고정합니다. 이어서 팔꿈치를 떼고 어깨를 돌리며 팔 전체로 점점 더 크게 원을 그립니다.

이제 반대로 어깨, 팔꿈치, 팔뚝, 손목, 그리고 손가락까지 차례로 점점 더 작은 원을 그리다가 가만히 멈춥니다.

반대쪽 손으로도 이 동작을 실행합니다.

손 바꾸기

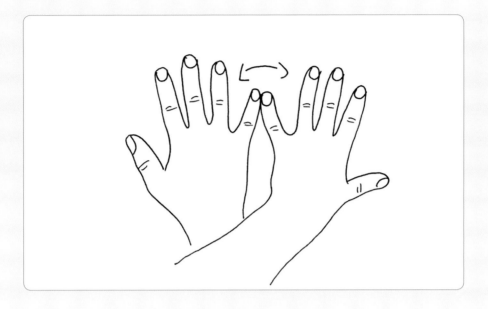

양손에 힘을 빼고 탁자 위에 나란히 내려놓습니다.

오른손을 들어 왼손 왼편에 내려놓습니다. 왼손을 빼서 반대로 오른손 오른편에 내려놓습니다.

이 동작을 여러 번 반복합니다.

운동 27 허공에 그림 그리기

한 손으로 허공에다 옆으로 누운 8자와 서 있는 8자를 그립니다. 반대쪽 손으로도 그립니다.

원, 삼각형, 사각형, 별, 하트, 꽃, 집 등 다양한 형태를 허공에 그려봅니다.

[응용]

허공에 왼손으로는 성을, 오른손으로는 이름을 써봅니다.

운동 28 탁자 위에서 손 달리기

오른손 손가락을 구부려 탁자 위에서 거미처럼 달리게 합니다.

왼손으로도 같은 동작을 합니다.

오른쪽으로, 왼쪽으로, 앞으로, 뒤로, 원을 그리며 등 다양한 방향으로 달리게 합니다.

손가락 이어달리기

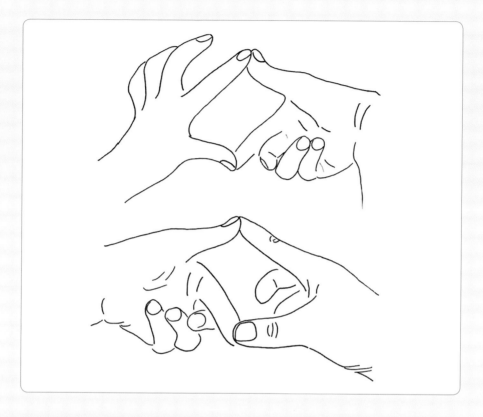

왼손 엄지와 오른손 검지를 서로 맞댑니다. 손목을 돌려서 왼손 검지와 오른손 엄지를 맞닿게 바꿔줍니다.

위의 동작 즉, 왼손 엄지와 오른손 검지를 붙였다 떼며 왼손 검지와 오른손 엄지를 붙이는 동작을 연속으로 이어서 합니다.

이 운동은 다른 손가락 조합으로도 가능합니다.

- 엄지와 중지
- 엄지와 약지
- 엄지와 새끼손가락

풀무 만들기

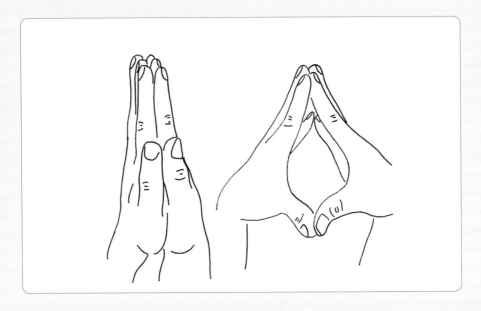

양손을 가슴 높이로 올린 후 손가락과 손바닥을 마주 붙입니다.
양손 다섯 손가락 끝을 서로 붙인 채 손바닥만 천천히 떼었다가, 다시 천천
히 마주 붙입니다.
이 동작을 여러 번 반복합니다.

엄지 만나기

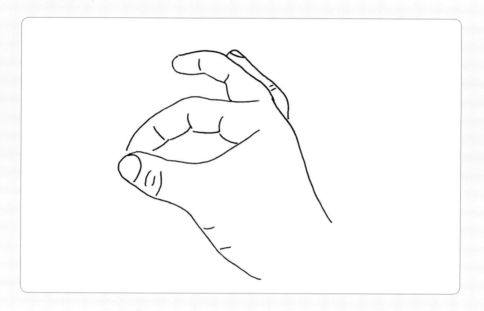

오른손의 엄지를 검지, 중지, 약지, 새끼손가락과 차례로 붙였다 뗍니다.
왼손으로도 같은 동작을 반복합니다.

운동 32 손가락 위로 올리기

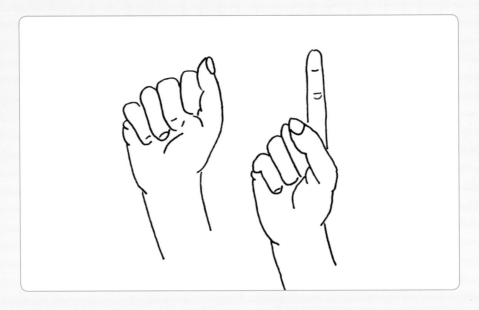

팔꿈치를 탁자 위에 붙이고 양팔을 위로 향하게 합니다. 손은 주먹을 쥡니다.

손가락을 하나씩 차례로 펴서 위를 가리킵니다. 엄지부터 시작해서 검지, 중지, 약지, 새끼손가락 순서로 하나씩 폅니다.

책 만들기

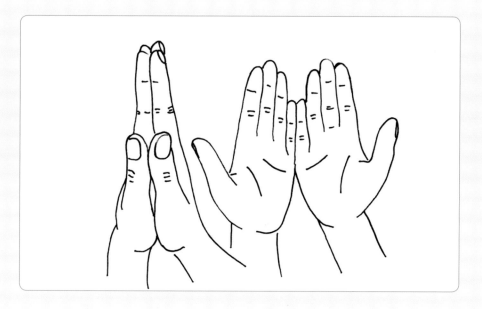

양손을 가슴 높이로 올린 후 손가락과 손바닥을 마주 붙입니다.

손날을 붙인 채 손바닥을 천천히 양쪽으로 벌립니다. 마치 펼친 책 모양을

만든 후 다시 마주 붙입니다.

이 동작을 여러 번 반복합니다.

꽃받침 만들기

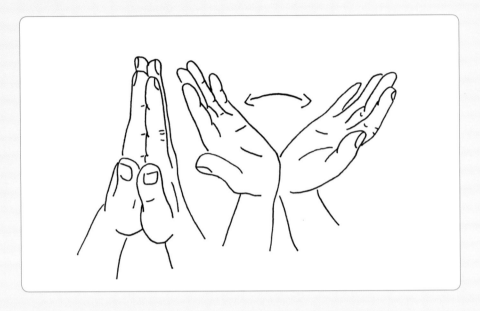

양손을 가슴 높이로 올린 후 손가락과 손바닥을 마주 붙입니다.

손바닥 아랫부분을 붙인 채로 손바닥을 천천히 좌우로 벌렸다가 다시 천천히 마주 붙입니다.

이 동작을 여러 번 반복합니다.

날개 만들기

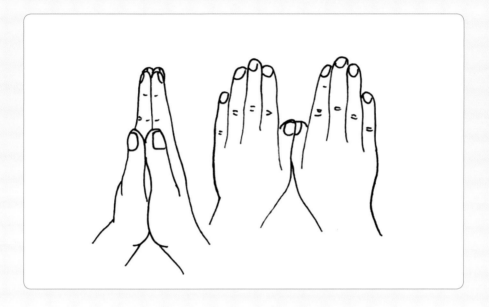

양손을 가슴 높이로 올린 후 손가락과 손바닥을 마주 붙입니다.

엄지를 마주 붙인 채로 손바닥을 천천히 좌우로 벌립니다.

이렇게 양손을 날개 모양으로 만들어서 날개처럼 펄럭여봅니다.

이 동작을 여러 번 반복합니다.

운동 36 손바닥 마주 누르기

양손을 가슴 높이로 올린 후 손가락과 손바닥을 마주 붙입니다.
양손 바닥을 힘껏 마주 누릅니다. 이때 어깨는 최대한 힘을 뺍니다. 천천히
셋을 센 후에 손바닥의 힘을 뺍니다. 손을 떼고 털듯이 흔들어줍니다.
손바닥을 다시 붙여서 힘껏 누르고 뗍니다. 이 동작을 여러 번 반복합니다.

운동 37 엄지 돌리기

양손을 가슴 높이로 올린 후 기도하는 손처럼 깍지를 낍니다.
깍지 낀 손가락은 그대로 둔 채 손바닥만 벌린 후, 양손 엄지를 앞뒤로 번갈
아 빙빙 돌려줍니다.

운동 38 천막 만들기

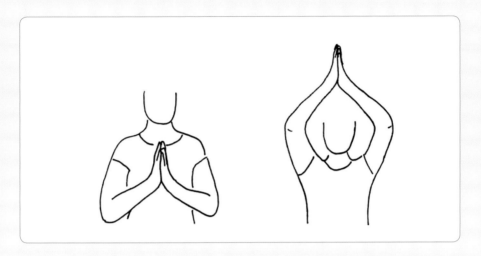

양손을 가슴 높이로 올린 후 손가락과 손바닥을 마주 붙입니다.

손바닥을 붙인 채로 양팔을 천천히 머리 위로 올립니다. 다시 천천히 가슴
높이로 내립니다.

이 동작을 여러 번 반복합니다.

깍지 꼈다 풀기

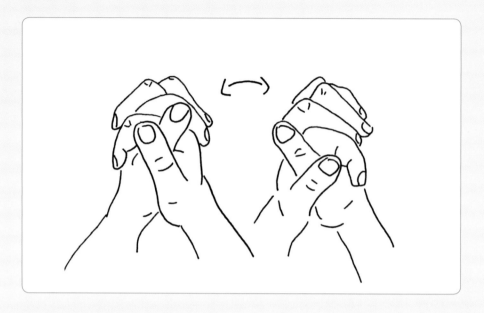

양손을 가슴 높이로 올린 후 손가락과 손바닥을 마주 붙입니다.
손가락 깍지를 껴서 기도 손을 만든 후 다시 펴서 마주 붙입니다. 이때 오른
손 엄지가 위로 오도록 했다 왼손 엄지가 위로 오도록 하는 식으로 번갈아
반복해줍니다.
익숙해지면 깍지를 꼈다 푸는 동작을 좀 더 빠르게 해봅니다.

운동 40 기도 손 만들기

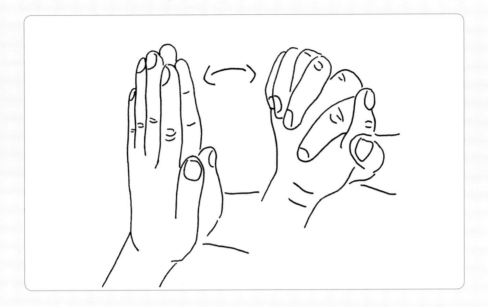

양손을 가슴 높이로 올린 후 손가락과 손바닥을 마주 붙입니다.
양손가락을 깍지 껴서 기도 손을 만들었다가 다시 펴서 마주 붙입니다.
이 동작을 여러 번 반복합니다.

운동 41 손 모아 앞뒤로 흔들기

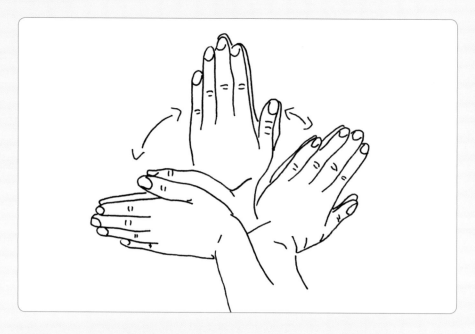

양손을 가슴 높이로 올린 후 손가락과 손바닥을 마주 붙입니다.
손끝을 위로 향한 채로 있다가 천천히 몸 안쪽으로 기울입니다. 이때 손바
닥은 떨어지지 않게 주의합니다. 최대한 기울인 후 다시 제자리로 돌아옵니
다. 이어서 손끝을 몸 바깥쪽으로 기울였다가 다시 제자리로 돌아옵니다.
이 동작을 3회 반복합니다.

운동 42 손가락 부채 만들기

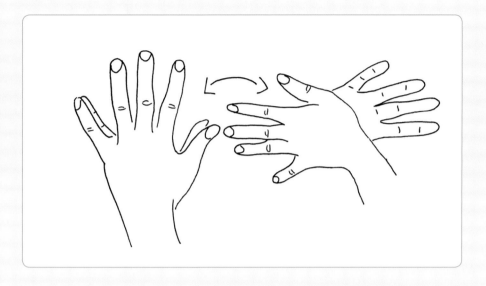

양손을 가슴 높이로 올린 후 손가락과 손바닥을 마주 붙입니다.

손바닥을 붙인 채 손가락을 활짝 폅니다. 왼손은 바깥쪽으로, 오른손은 안쪽으로 기울여 부챗살 모양을 만듭니다. 이때 손바닥이 떨어지지 않도록 주의합니다.

양손을 다시 가운데로 모아 손가락을 마주 붙입니다. 반대 방향으로 다시 기울입니다.

이 동작을 방향 바꾸며 3회씩 반복합니다.

운동 43 손가락 구부려 잡기

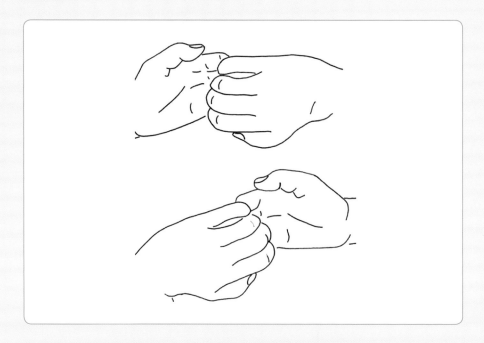

양손을 가슴 높이로 올린 후 손가락을 구부려 잡습니다.

서로 떨어지지 않을 만큼만 잡아당깁니다. 손의 힘을 뺍니다. 양손의 위치를 바꾸어 잡은 후 다시 당깁니다.

이 동작을 각 3회씩 반복합니다.

고리 만들어 연결하기

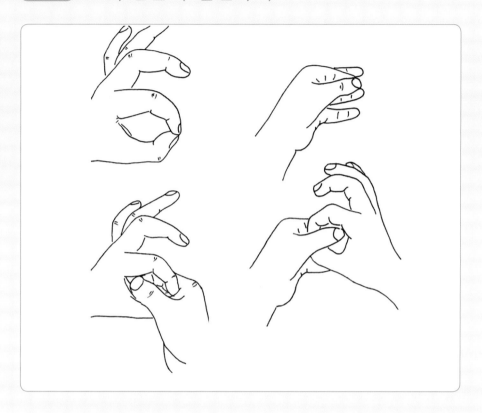

왼손 엄지와 검지를 붙여서 고리를 만듭니다. 오른손 엄지와 검지를 왼손 고리 안에 넣어 붙여서 양손의 고리가 서로 연결되게 합니다.

손가락 고리를 다시 풀어줍니다.

이번에는 양손의 위치를 바꿔서 고리를 만들어 연결해줍니다.

이 동작을 양손 번갈아 여러 번 반복합니다. 다른 손가락 조합, 즉 엄지와 중지, 약지, 새끼손가락 등으로 바꾸어 해봅니다.

운동 45 손가락 마주 대기

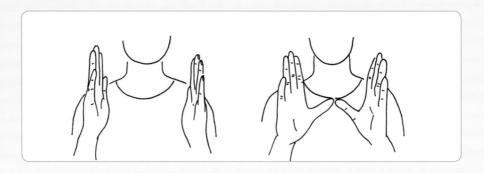

양손을 어깨 넓이로 벌려 가슴 앞쪽에서 마주 보게 합니다. 엄지만 안쪽으로 기울여서 서로 붙였다가 다시 떼면서 양손을 원래 위치로 돌아오게 합니다. 마찬가지로 검지, 중지 등 다른 손가락도 이 동작을 반복합니다.

운동 46 뾰족하게 뭉툭하게

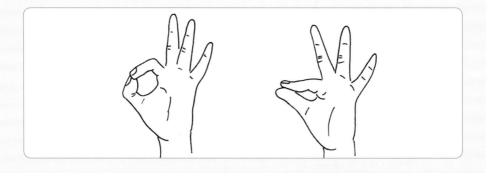

엄지와 검지를 붙여서 고리 모양을 만듭니다. 엄지와 검지를 천천히 눌러서 뾰족한 모양을 만듭니다. 이 동작을 여러 번 반복합니다.
양손의 엄지와 중지, 엄지와 약지, 엄지와 새끼손가락으로도 고리를 만들어 같은 동작을 실행합니다.

운동 47 손가락 구부려 죄기

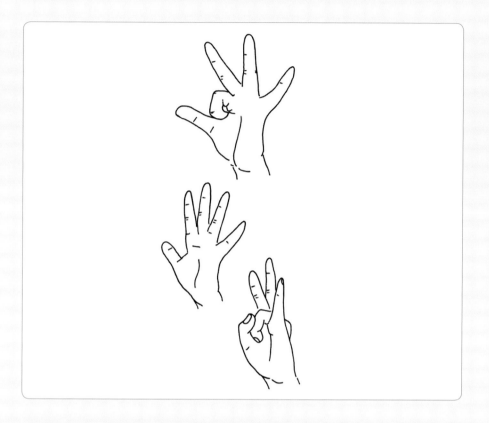

검지를 엄지 안쪽으로 최대한 구부려 집어넣습니다. 엄지로 검지를 몇 초간 꽉 눌러줍니다.

검지를 놓아주고 손가락을 쫙 폅니다. 3회 반복합니다.

양손의 다른 손가락들도 차례로 같은 동작을 반복합니다.

휴식과 긴장 풀기

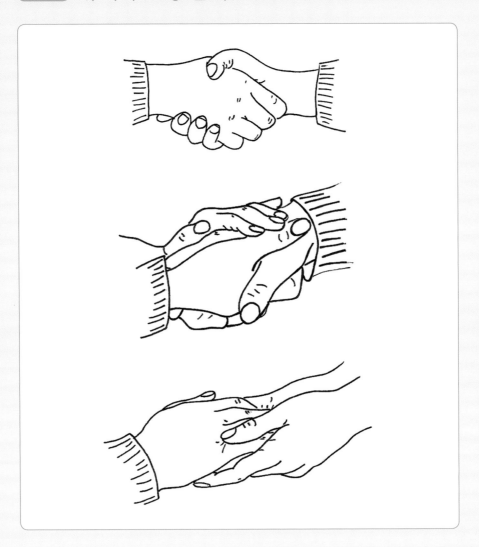

손가락 운동을 연속으로 마친 후에는 양손을 쉬게 하면서 긴장을 풀어줘야 합니다.

가능하다면 참여자들에게 따뜻하게 데운 작은 보온방석을 나눠줍니다. 작은 보온물주머니나 따뜻한 손수건도 괜찮습니다. 이런 것들이 없다면 작은 극세사 천 방석으로 대신할 수 있습니다.

따뜻한 방석 위에 양손을 올린 후 깨끗한 천으로 덮습니다. 잠시 동안 온기를 음미하면서 편안히 휴식을 취합니다.

손을 다시 천 밖으로 꺼냅니다. 끈적이지 않고 향기가 좋은 핸드크림으로 양손을 문질러줘도 좋습니다. 이때 손가락 마디마디와 손바닥, 손등, 손가락 사이까지 골고루 문질러줍니다.

끝으로 다른 참여자들과 서로 손을 잡고 인사를 나누며 헤어집니다. 이때 다양한 방식으로 서로 손을 잡을 수 있습니다(그림 참조).

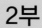

2부

도구 활용
손 체조

스펀지, 끈, 성냥갑, 펜과 막대기를
이용한 손 체조

스펀지를 이용한 손 체조

모든 참가자는 마른 스펀지를 준비합니다. 천연 해면 스펀지가 제일 좋지만, 설거지용 스펀지도 괜찮습니다.

운동 01 주무르고 만져보기

오른손에 스펀지를 쥐고 왼손 손가락으로 스펀지를 누르고 돌리고 만져봅니다. 각각의 손가락 또는 손 전체로 만집니다. 그런 다음 손을 바꾸어서 해 봅니다.

운동 02 와이퍼 동작

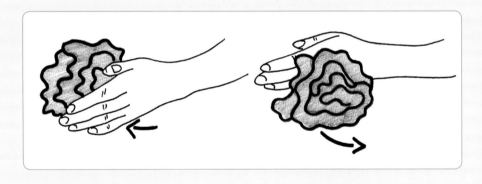

스펀지를 탁자 위에 올려놓고, 스펀지 오른쪽에 오른팔을 두고 손바닥을 펴 스펀지에 댑니다.

손바닥으로 스펀지를 왼쪽 방향으로 밉니다. 이제 팔을 들어 스펀지 왼쪽으로 옮긴 후 손등으로 스펀지를 오른쪽 방향으로 밉니다.

이 동작을 양손 번갈아가며 여러 번 반복합니다.

스펀지 밀기

스펀지를 오른손에 쥐고 탁자 위를 닦는 것처럼 천천히 최대한 앞으로 밉니다. 이때 상체도 앞쪽으로 같이 따라갑니다.
스펀지를 몸 쪽으로 끌어당기면서 상체를 다시 제자리로 돌아오게 합니다.
이 동작을 양손 번갈아 여러 번 반복합니다.

운동 04 스펀지 보여주기

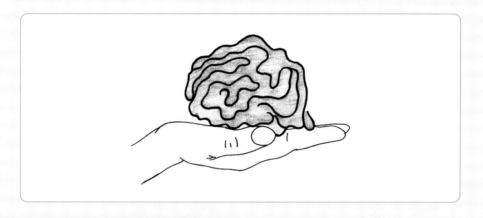

스펀지를 오른손 손바닥에 올려놓습니다. 그런 다음 마치 여러 사람에게 보여주듯 팔을 뻗어서 몸 앞으로 크게 반원을 그립니다.
왼손으로도 같은 동작을 합니다.

운동 05 뜨거운 감자

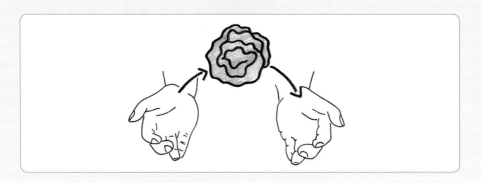

왼손 손바닥을 위로 향한 채 스펀지를 올려놓습니다. 그것을 마치 뜨거운 감자처럼 재빨리 오른손 손바닥으로 스펀지를 던집니다. 오른손으로 받자마자 다시 재빨리 왼손으로 던집니다. 다소 연습이 필요한 동작입니다.
연습이 덜 된 사람은 스펀지를 천천히 왼손에서 오른손으로, 또 반대로 바꿔 옮깁니다.

운동 06 경단 빚기

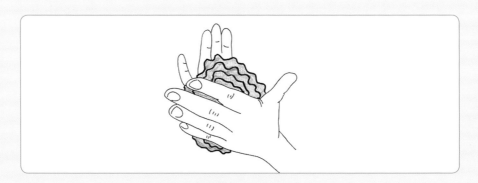

양 손바닥 사이에 스펀지를 넣고 마치 경단을 빚는 것처럼 마주 비벼주고 돌려줍니다.

들어 올렸다 떨어뜨리기

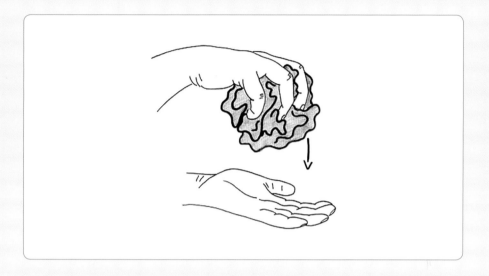

오른손에 스펀지를 쥐고 손을 위로 올립니다.

왼손은 손바닥이 위를 향한 채 탁자 위에 내려놓습니다.

이제 오른손에 든 스펀지를 왼손 손바닥에 떨어뜨리고, 왼손으로 받아서 쥡니다.

손을 바꿔서 같은 동작을 반복합니다.

이 동작을 양손 번갈아 3회씩 반복합니다.

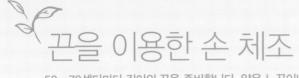

끈을 이용한 손 체조

50~70센티미터 길이의 끈을 준비합니다. 얇은 노끈이나 튼튼한 구두끈이나, 모두 괜찮습니다.

운동 08 노 젓기

양손으로 끈의 양쪽 끝을 각각 잡습니다. 끈 길이가 넉넉하다면 손에 한 바퀴 감아 단단히 쥐어 잡습니다. 이때 양손 사이의 끈 길이는 40~50센티미터가 적당합니다.

끈을 팽팽히 당긴 채로 팔을 앞으로 쭉 뻗어줍니다.

팔을 안쪽으로 돌리며 노 젓는 동작을 합니다. 이때 끈은 계속 팽팽히 당겨져 있어야 합니다.

[응용 동작]

노 젓는 동작을 하는 동안 상체를 리듬에 맞춰 자연스럽게 움직여줍니다. 이때도 끈은 팽팽히 당겨져 있도록 주의합니다.

끈에 매듭 묶기

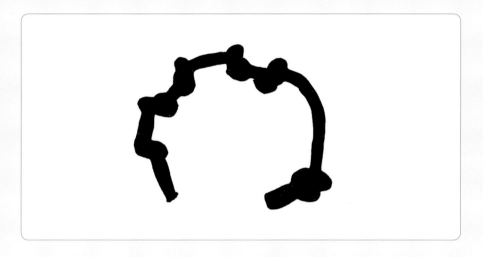

끈에 여섯 개의 매듭을 묶습니다. 매듭을 하나씩 묶을 때마다 기억하고 싶은 사건이나 물건을 연관시킵니다. 정교한 손동작으로 자신의 일상 기억을 묶어주는 운동입니다.

예를 들어 매듭 하나를 묶으면서 이렇게 말합니다.

"이건 오늘 저녁에 언니에게 전화 거는 것을 잊지 않기 위한 매듭이야."

또는

"이 매듭은 단골 빵집 주인 이름을 기억하는 매듭이야."

다 묶은 후에는 매듭을 다시 하나씩 풀어줍니다. 기억을 간직하는 데 도움이 된다면 매듭을 풀지 않아도 됩니다. 이럴 경우 다음 운동을 위해 새 끈을 준비합니다.

운동 10 카누 노 젓기

양손으로 끈 양쪽 끝을 꽉 잡습니다. 끈을 팽팽히 당긴 채 팔을 앞으로 쭉 뻗어줍니다.

끈이 느슨해지지 않도록 주의하며 양팔로 카누 노 젓기를 합니다.

8번 운동과 달리, 양팔을 동시에 앞뒤로 젓지 않고 서로 반대 방향으로 노 저어줍니다. 즉 왼팔이 위를 향할 때 오른팔은 아래로, 오른팔이 위를 향할 때 왼팔은 아래를 향하는 식으로 엇갈리게 움직입니다(8번은 노 2개를 양손에 각각 쥐고 동시에 젓는 동작, 10번은 노 한 개를 양손으로 쥐고 좌우 번갈아 젓는 동작과 비슷합니다—옮긴이).

[응용 동작]

카누 노 젓기 동작을 하는 동안 상체도 자연스럽게 함께 움직여줍니다. 이때도 끈이 팽팽히 당겨져 있도록 주의합니다.

운동 11 달팽이 만들기

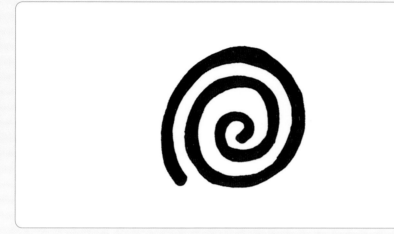

끈으로 탁자 위에 달팽이 모양을 만듭니다. 한 번은 오른쪽 방향으로 한 번은 왼쪽으로 돌아가게 만듭니다.

참여자들끼리 함께 끈을 이어서 점점 더 크게 달팽이 모양을 만들어봅니다.

달팽이 외에 다른 모양이나 도형을 만들어보는 것도 좋아요.

- 원
- 8자
- 네모
- 하트
- 삼각형
- 물결
- 별
- 나비

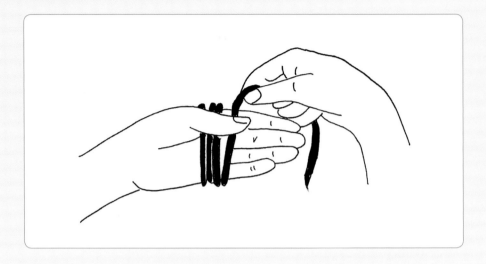

오른손으로 끈을 잡고 왼손에 감았다가 다시 풀어줍니다. 이제 왼손으로 끈을 잡고 오른손에 감았다가 다시 풀어줍니다.

[응용 동작]

끈을 촘촘하게도 감아보고, 간격을 띄워서도 감아봅니다.

한 손으로 끈 밀어 올리기

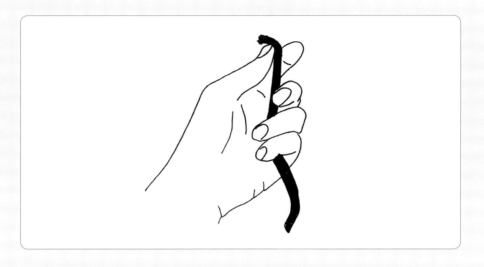

왼손으로 끈의 한끝을 잡습니다. 엄지와 검지로 끈을 짧게 잡고, 아래로 늘어뜨린 긴 쪽은 나머지 손가락으로 손바닥에 눌러 고정시킵니다.

엄지와 검지로는 끈을 당기고 나머지 손가락들로 끈을 위로 밀어 올립니다. 이때 오른손의 도움을 받으면 안 됩니다. 끈의 아래쪽 끝이 다 올라올 때까지 천천히 밀어 올립니다.

이제 손을 바꿔서 오른손으로도 끈 밀어 올리기를 해봅니다.

끈 엇갈려 잡기

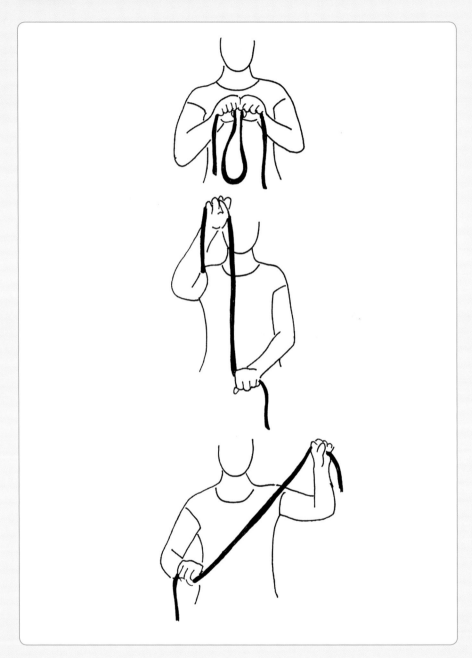

양손으로 끈의 양쪽을 잡고 가슴 높이로 손을 들어 올립니다. 양손 사이의 끈 길이는 약 40~50센티미터가 적당합니다.

다음 순서로 동작을 합니다.

- 양팔을 천천히 좌우로 벌려서 끈을 팽팽히 당겼다가 다시 가운데로 모읍니다. 여러 번 반복합니다.
- 오른팔은 똑바로 위로 올리고 왼팔은 아래로 내려서 끈을 팽팽히 당겼다가, 다시 가운데로 모읍니다. 오른팔과 왼팔을 번갈아 반대 방향으로 바꾸면서 이 동작을 여러 번 반복합니다.
- 오른팔은 오른쪽 아래로, 왼팔은 왼쪽 위로 천천히 끈을 사선으로 당겨 팽팽해진 후에 다시 천천히 가운데로 돌아옵니다. 여러 번 반복합니다.
- 이제 왼팔을 왼쪽 아래로, 오른팔은 오른쪽 위로 끈이 팽팽해질 때까지 천천히 당긴 후에 다시 가운데로 돌아옵니다. 여러 번 반복합니다.

성냥갑을 이용한 손 체조

참여자 모두 성냥개비가 든 작은 성냥갑을 하나씩 준비합니다.

운동 15 성냥갑 열기

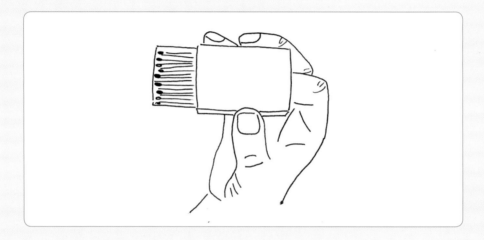

한 손으로 성냥갑을 쥐고 다른 손을 사용하지 않은 채 한 손만으로 성냥갑을 엽니다.

성냥갑이 열리면 성냥을 탁자 위에 쏟습니다. 빈 성냥갑을 한 손만으로 다시 닫아줍니다.

이제 손을 바꿔서 다른 손으로 빈 성냥갑을 엽니다. 나머지 한 손으로 성냥을 주워서 성냥갑 안에 넣습니다. 성냥갑을 쥔 손으로 다시 성냥갑을 닫습니다.

손을 바꾸어서 이 동작을 각각 2회씩 반복합니다.

성냥갑 속 상자 들어 올리기

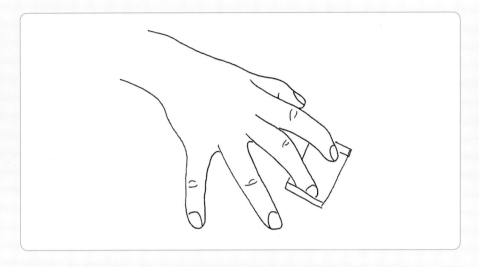

오른손만 사용해서 빈 성냥갑을 완전히 엽니다. 성냥갑의 겉 상자는 한쪽으로 치워두고, 속 상자는 안쪽이 보이도록 탁자 위에 내려놓습니다.

이제 검지와 중지를 속 상자 안쪽에 넣어 바깥쪽으로 밀어내듯이 벌립니다. 손가락을 상자 안쪽에 단단히 밀착시킨 후 상자를 위로 들어 올립니다. 상자를 손가락으로 고정한 채 탁자 위에서 위로, 아래로, 오른쪽, 왼쪽으로 이리저리 움직여봅니다.

왼손으로도 이 동작을 반복합니다.

세로 방향으로 돌리기

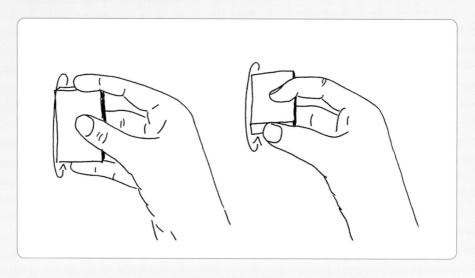

속 상자를 성냥갑에 다시 밀어 넣고, 오른손으로 성냥갑을 쥡니다.

성냥갑을 세로 방향으로 돌려 세웁니다. 이때 왼손은 사용하면 안 됩니다.

손가락으로 성냥갑의 좁은 면을 밀면서 돌립니다.

성냥갑을 세로 방향으로 세 번 돌려주고, 방향을 바꿔서 다시 돌려줍니다.

왼손으로도 이 동작을 반복합니다.

가로 방향으로 돌리기

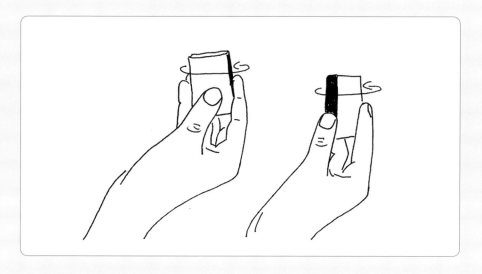

오른손으로 성냥갑을 쥡니다.

성냥갑을 가로 방향으로 돌립니다. 이때 손가락으로 성냥갑의 넓은 면을 밀면서 돌립니다.

세 번 돌린 후 방향을 바꿔서 돌립니다.

왼손으로도 이 동작을 반복합니다.

가운데 붙잡고 돌리기

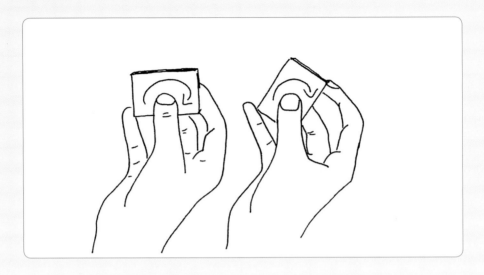

오른손으로 성냥갑을 쥡니다.

오른손으로 성냥갑 가운데를 붙잡고 돌립니다. 이때 엄지는 성냥갑 앞면을 누르고, 뒷면을 잡은 나머지 손가락으로 성냥갑을 돌립니다.

세 번 돌린 후 방향을 바꿔서 돌립니다.

왼손으로도 같은 동작을 반복합니다.

토시 만들기

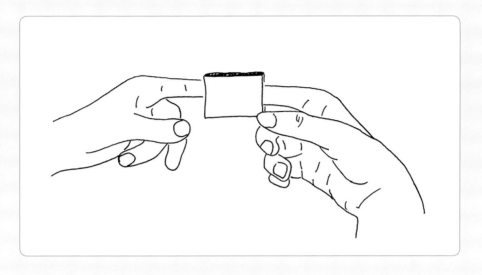

성냥갑의 속 상자를 빼서 한쪽에 치워둡니다.

빈 겉 상자 속으로 양손 검지를 넣어 서로 만나게 합니다.

오른손 검지를 빼고 중지를 넣습니다. 왼손 검지도 빼고 중지를 넣습니다.

이런 식으로 다른 손가락도 차례로 빼고 넣습니다.

이 동작을 여러 번 반복합니다.

양손으로 성냥갑 돌리기

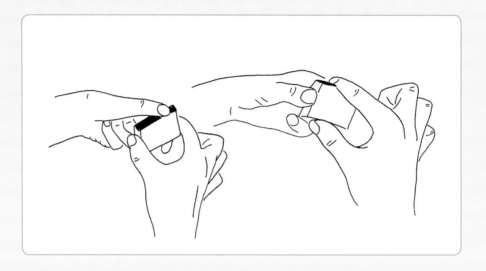

성냥갑 속 상자를 다시 겉 상자 안으로 밀어 넣습니다.

오른손 엄지와 검지로 성냥갑 겉 상자의 좁은 면을 붙잡습니다. 왼손 엄지와 검지로는 속 상자의 좁은 면을 붙잡습니다. 양 손가락을 움직여 성냥갑을 돌려줍니다.

엄지와 중지, 엄지와 약지, 엄지와 새끼손가락으로도 이 동작을 반복합니다.

성냥개비 굴리기

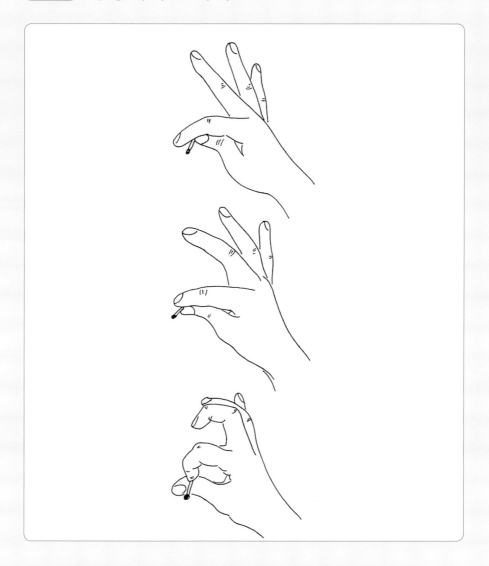

오른손 엄지와 검지로 성냥개비 한 개를 잡고 위아래로 굴립니다.
엄지와 중지, 엄지와 약지, 엄지와 새끼손가락으로도 이 동작을 반복합니다.
왼손으로도 반복합니다.

운동 23 성냥갑 들어 올리기

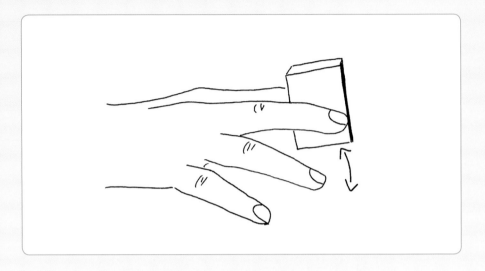

성냥갑을 탁자 위에 세워놓은 뒤, 오른손 검지와 중지 사이에 끼워 잡고 왼쪽 위 대각선 방향으로 들어 올립니다.

이제 왼손 검지와 중지로 잡고 오른쪽 위 대각선 방향으로 들어 올립니다.

양손 번갈아 다른 손가락으로도 반복합니다.

이 동작을 여러 번 반복합니다.

계단 오르내리기

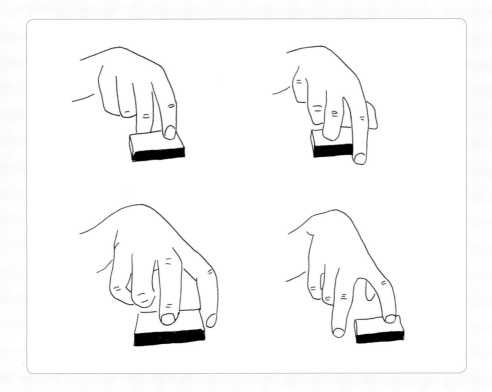

탁자에 성냥갑을 내려놓습니다.

오른손 검지와 중지를 성냥갑 앞에 세웁니다. 중지를 성냥갑 위로 올리고 뒤따라 검지도 올립니다. 이제 중지와 검지를 차례로 성냥갑 앞쪽으로 내려가게 합니다.

다시 중지를 성냥갑 위로 올리고, 이어서 검지도 올립니다. 차례로 성냥갑 뒤쪽으로 내려가게 합니다. 오른쪽, 왼쪽으로도 올라갔다 내려가기를 반복합니다. 방향을 바꾸며 여러 번 반복합니다.

왼손으로도 같은 동작을 반복합니다.

모양 만들기

성냥갑에서 성냥을 모두 꺼낸 후 성냥개비로 다양한 모양을 만들어봅니다.
다음 주어진 보기 그림들을 참고하세요.

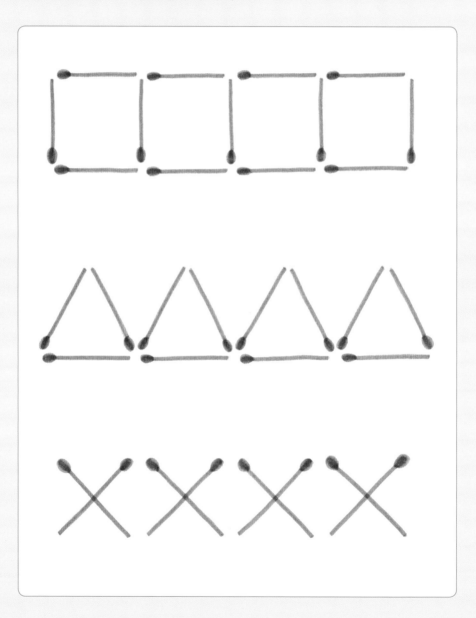

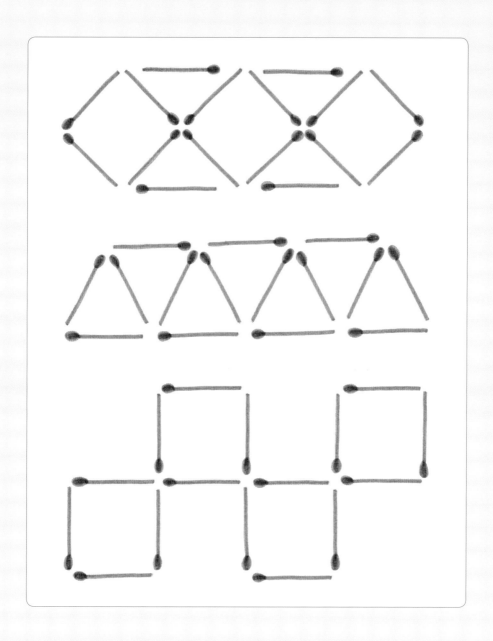

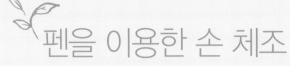

펜을 이용한 손 체조

모두 필기도구를 하나씩 준비합니다. 색연필이나 연필, 아니면 사인펜도 좋습니다. 주의해야 할
점은 너무 두껍거나 얇지 않고, 너무 짧거나 미끄럽지 않은 펜이어야 합니다.

운동 26 수평으로 펜 굴리기

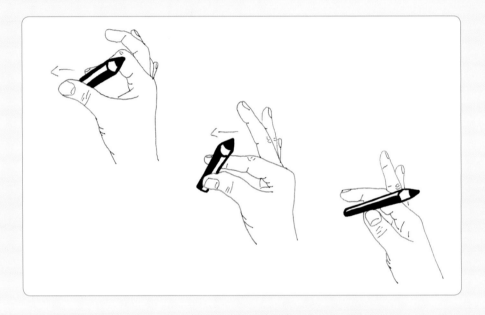

오른손으로 펜을 들고 엄지와 검지 사이에서 앞뒤로 굴려줍니다.
엄지와 중지, 엄지와 약지, 엄지와 새끼손가락으로도 굴려줍니다.
왼손으로도 같은 동작을 여러 번 반복합니다.

탁자 위에서 펜 돌리기

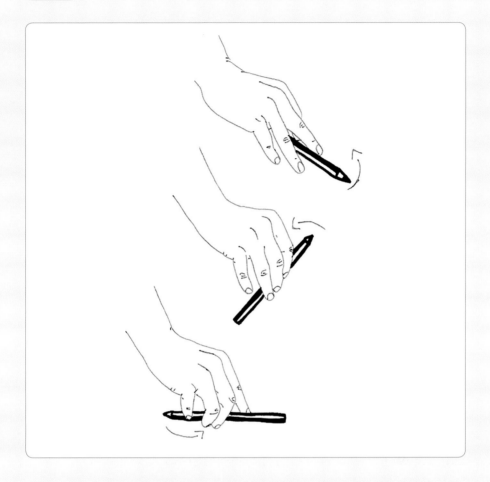

펜을 탁자 위에 내려놓습니다. 먼저 오른손으로 펜을 팽이처럼 돌립니다.
오른쪽, 왼쪽 방향을 바꾸며 돌립니다.
왼손으로도 펜을 돌립니다.
이 동작을 여러 번 반복합니다.

손에 쥐고 수직으로 돌리기

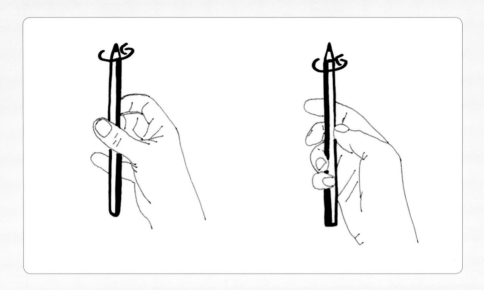

오른손으로 펜을 수직으로 잡은 채 빙빙 돌립니다. 엄지와 나머지 네 손가락을 모두 사용해서 펜을 돌립니다.
몇 번 돌린 후 방향을 바꿔서 다시 돌립니다.
왼손으로도 같은 동작을 반복합니다.

펜 들어 올리기

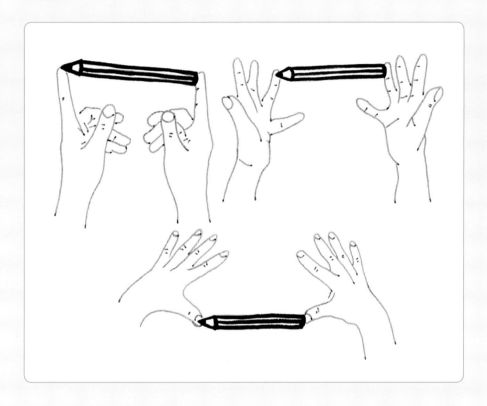

뾰족한 펜 끝에 찔리지 않도록, 이 운동은 반드시 끝이 뭉툭한 펜이나 뚜껑이 있는 펜으로 해야 합니다.

양손의 검지로 펜의 양끝을 눌러서 들어 올립니다. 양팔을 최대한 뻗으며 천천히 머리 위로 들어 올립니다. 다시 팔을 내려 오른쪽으로, 왼쪽으로도 움직인 후 탁자 위에 펜을 내려놓습니다.

양손의 중지, 약지, 새끼손가락, 그리고 엄지로도 펜 들어 올리기를 합니다.

운동 30 손바닥 사이에서 굴리기

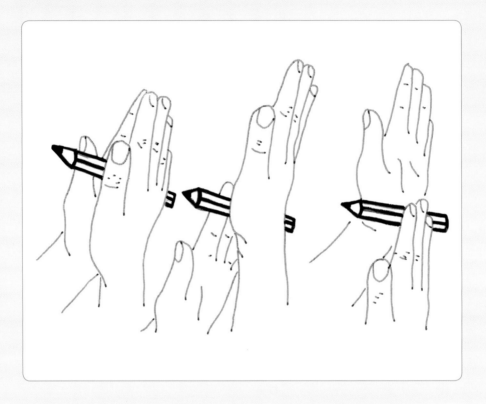

손바닥 사이에 펜을 넣고 위아래로 비비듯이 움직여 펜을 굴려줍니다.
굴리는 속도에 변화를 줘봅니다. 아주 천천히 조심스레 굴리다가 빠른 속도
로도 굴려줍니다. 이때 펜을 손에서 놓치지 않도록 주의합니다.

수평으로 돌리기

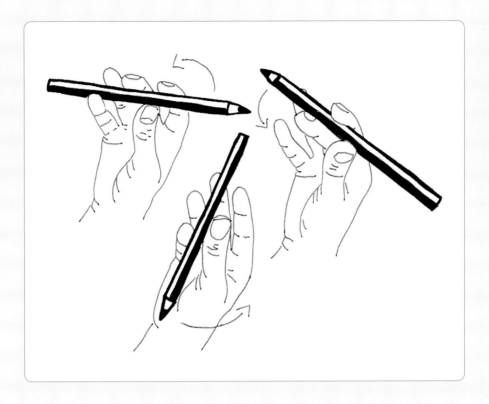

오른손으로 펜을 잡고 엄지와 네 손가락을 모두 사용해서 펜을 수평으로 돌려줍니다.

몇 번 돌린 후 방향을 바꿔서 돌립니다.

왼손으로도 같은 동작을 반복합니다.

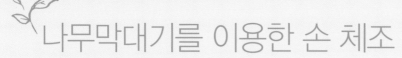

나무막대기를 이용한 손 체조

약 30센티미터의 나무막대기를 준비합니다. 이때 막대기는 색연필이나 사인펜보다 배로 길고 두께도 더 두꺼워야 합니다.
손잡이가 굵은 요리스푼을 사용해도 되는 동작들도 많습니다.

운동 32 탁자 위에 막대기 굴리기

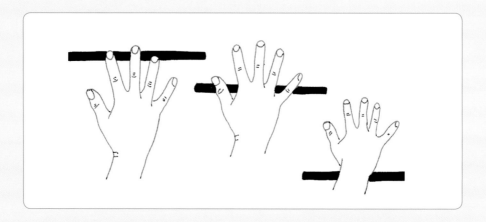

막대기를 탁자 위에 내려놓습니다. 오른손 손바닥으로 막대기를 누른 후 손을 앞뒤로 밀며 막대기를 굴립니다. 손가락 끝까지 굴렸다가 다시 손목까지 굴립니다. 손가락 전부와 손바닥, 손목까지 이용하는 동작입니다. 막대기로 손바닥을 마사지합니다.
왼손으로도 이 동작을 반복합니다.
익숙해지면 양손으로 동시에 막대기를 굴립니다.
이 동작에는 요리스푼을 사용할 수 없습니다!

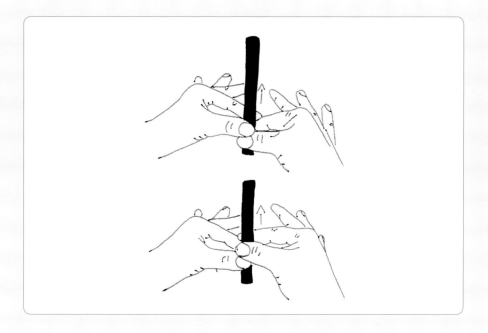

오른손 엄지와 검지로 막대기 한쪽 끝을 잡고 위로 똑바로 세웁니다. 이제 왼손 엄지와 검지로 오른손 바로 윗부분 막대기를 잡으면서 동시에 오른손을 뗍니다.

양손 엄지와 검지로 번갈아 막대기를 잡으며 나무를 오르듯이 점점 더 위로 올라갑니다.

[응용 동작]

• 엄지와 중지, 엄지와 약지, 엄지와 새끼손가락으로도 막대기 오르기를 합니다.
• 빗자루처럼 더 긴 막대를 이용해서 양손 전체로 막대기 오르기를 할 수도 있습니다.

막대기 휘돌리기

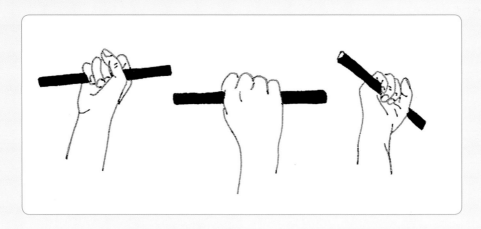

오른손으로 막대기를 움켜쥡니다.

오른팔을 어깨높이로 올려서 앞으로 쭉 뻗습니다. 막대기를 손에 쥔 채로
어깨, 팔꿈치, 손목을 동시에 돌립니다. 앞뒤로 방향을 바꿔 번갈아 휘돌립
니다.

왼팔로도 이 동작을 여러 번 반복합니다.

이때 팔을 최대한 쭉 뻗도록 주의합니다. 팔을 뻗는 이유는 한편으로는 팔
근육을 단련하고, 다른 한편으로는 막대기가 몸이나 얼굴에 가까이 닿아 다
치는 것을 방지하기 위해서입니다.

불 피우기

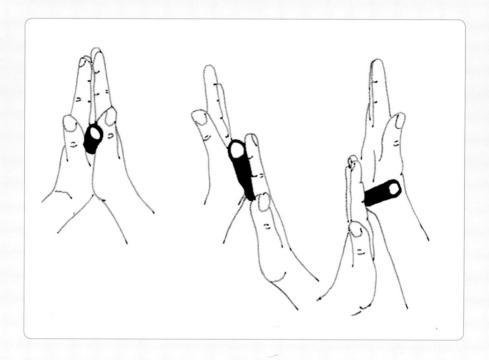

양 손바닥 사이에 막대기를 끼워 잡습니다.

아메리카 원주민들이 손바닥으로 막대기를 비벼서 불을 붙였던 것처럼, 손
바닥을 위아래로 밀어서 막대기를 굴려줍니다.

이 동작을 여러 번 반복합니다.

운동 36 카누 노 젓기

양손으로 막대기 양쪽 끝을 노처럼 잡고 팔을 상체 앞쪽으로 살짝 구부립니다. 양손의 간격은 약 60~70센티미터를 유지합니다.

막대기를 놓치지 않도록 주의하면서, 카누 노 젓듯이 양쪽으로 번갈아 저어줍니다. 이 동작을 여러 번 반복합니다.

운동 37 양손으로 물레감기

양손으로 막대기 양쪽 끝을 잡고 팔을 상체 앞으로 쭉 뻗습니다. 양손의 간격은 약 60~70센티미터를 유지합니다.

이제 천천히 팔을 구부려서 막대기를 몸 쪽으로 당깁니다. 마치 물레를 감는 것처럼 팔을 앞으로 둥글게 뻗어줍니다. 앞뒤로 방향을 바꾸면서 팔을 당겼다 뻗으며 물레 감는 동작을 합니다.

이 동작을 여러 번 반복합니다.

운동 38 막대기 잡고 좌우로 돌리기

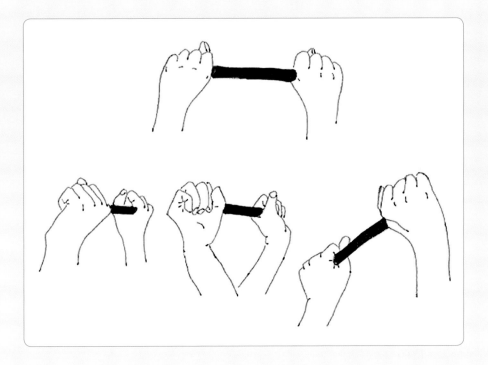

양손으로 막대기 양쪽 끝을 잡고 팔을 몸 앞쪽으로 쭉 뻗습니다. 양손의 간격은 약 50~60센티미터를 유지합니다.

막대기를 놓치지 않도록 주의하면서 천천히 옆으로 돌립니다. 어깨와 상체도 따라 움직입니다. 막대기 오른쪽 끝이 위를 향하고 왼쪽 끝이 아래를 향하도록 돌린 후, 반대 방향으로도 돌립니다.

이 동작을 여러 번 반복합니다.

손바닥으로 나르기

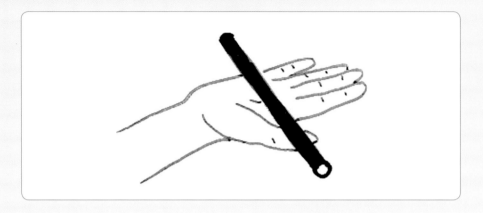

막대기를 오른손 손바닥에 올려놓고 떨어뜨리지 않도록 균형을 잡아줍니다. 이때 왼손은 거들지 않습니다. 이렇게 균형을 잡은 채로 다음 동작들을 수행합니다.

• 손을 위로 올립니다.

• 손을 아래로 내립니다.

• 손을 오른쪽으로 움직입니다.

• 손을 왼쪽으로 움직입니다.

• 방향을 바꿔가며 손으로 원을 그립니다.

• 손을 앞으로 뻗습니다.

• 손을 뒤로 당깁니다.

왼손으로도 같은 동작을 반복합니다.

[응용 동작]

긴 막대기 하나를 양 손바닥에 올려두고 균형을 잡습니다. 막대기를 떨어뜨리지 않도록 주의하면서 양손으로 동시에 위의 동작들을 수행합니다.

운동 40 손등으로 나르기

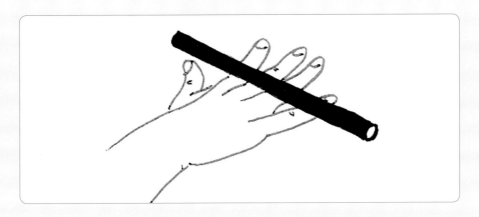

막대기를 오른손 손등에 올려놓고 떨어뜨리지 않도록 균형을 잡아줍니다. 이때 왼손은 거들지 않습니다. 이렇게 균형을 잡은 채로 다음 동작들을 수행합니다.

- 손을 위로 올립니다.
- 손을 아래로 내립니다.
- 손을 오른쪽으로 움직입니다.
- 손을 왼쪽으로 움직입니다.
- 방향을 바꿔가며 손으로 원을 그립니다.
- 손을 앞으로 뻗습니다.
- 손을 뒤로 당깁니다.

왼손으로도 같은 동작을 반복합니다.

[응용 동작]

긴 막대기 하나를 양 손등에 올려두고 균형을 잡습니다. 막대기를 떨어뜨리지 않도록 주의하면서 양손으로 동시에 위의 동작들을 수행합니다.

운동 41 손 가장자리에 올려서 균형 잡기

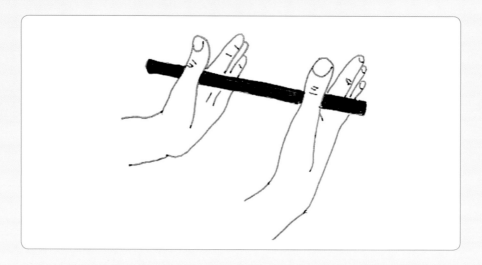

그림처럼 막대기를 양손 엄지와 검지 사이에 끼워 떨어뜨리지 않도록 균형을 잡아줍니다. 이렇게 균형을 잡은 채로 다음 동작들을 수행합니다.

- 손을 위로 올립니다.
- 손을 아래로 내립니다.
- 손을 오른쪽으로 움직입니다.
- 손을 왼쪽으로 움직입니다.
- 방향을 바꿔가며 손으로 원을 그립니다.
- 손을 앞으로 뻗습니다.
- 손을 뒤로 당깁니다.

재주 부리기

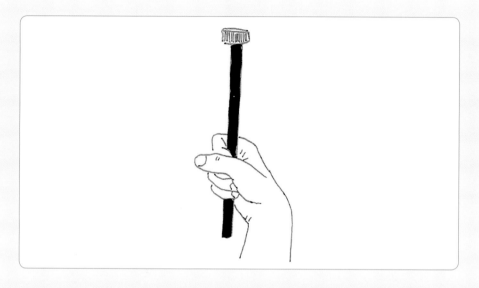

오른손으로 막대기 아래쪽을 잡고 몸 앞에 오도록 똑바로 듭니다.

막대기 꼭대기에 작은 모자를 씌워줍니다. 종이컵, 깜짝 달걀(랜덤 장난감이 들어 있는 달걀 모양의 초콜릿 상품 – 옮긴이) 껍데기 반쪽이나 작은 병뚜껑 등이면 됩니다. 모자가 작고 평평할수록 동작의 난이도가 높아집니다.

이제 모자가 떨어지지 않도록 막대기의 균형을 잡은 후, 다음 동작들을 수행합니다.

- 손을 위로 올립니다.
- 손을 아래로 내립니다.
- 손을 오른쪽으로 움직입니다.
- 손을 왼쪽으로 움직입니다.
- 방향을 바꿔가며 손으로 원을 그립니다.
- 손을 앞으로 뻗습니다.
- 손을 뒤로 당깁니다.

손을 바꿔 왼손으로도 같은 동작을 반복합니다.

3부

두뇌 조깅 손 체조

병뚜껑, 코르크 마개, 종이컵, 탁구공,
손수건, 고무 밴드를
이용한 손 체조

병뚜껑을 이용한 손 체조

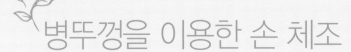

같은 크기의 병뚜껑을 (되도록이면 플라스틱 뚜껑으로) 넉넉히 준비해서 참여자들에게 나눠줍니다. 뚜껑을 담을 수 있는 납작한 상자도 한 사람당 두 개씩 준비합니다. 빈 성냥갑이나 작은 그릇도 괜찮습니다.

운동 01 병뚜껑 옮기기

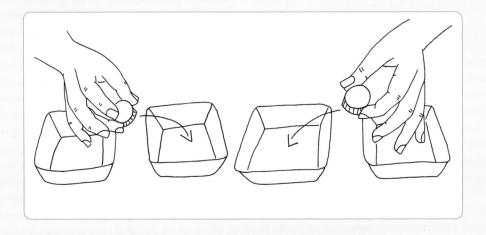

앞에 두 개의 상자를 놓고 오른쪽 상자에 병뚜껑 네 개를 넣습니다.

엄지와 검지로 병뚜껑 하나를 집어 왼쪽 상자로 옮깁니다.

이번에는 엄지와 중지로 다른 병뚜껑을 집어 왼쪽 상자로 옮깁니다. 그다음은 엄지와 약지, 엄지와 새끼손가락으로 차례차례 옮깁니다.

모든 병뚜껑을 옮긴 후에는 손을 바꿔서 왼손으로 위의 동작들을 반복합니다.

엄지와 검지, 엄지와 중지, 엄지와 약지, 엄지와 새끼손가락으로 뚜껑을 집어 오른쪽 상자로 차례차례 옮깁니다.

운동 02 길 따라가기

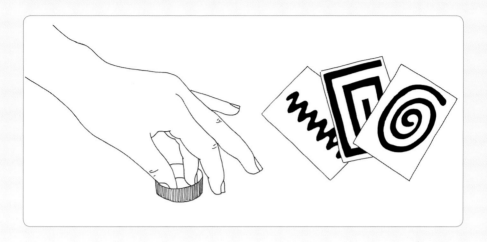

굵은 선으로 다양한 길 모양이 그려진 카드를 넉넉히 준비합니다. 참여자의 심신 상태에 따라 난이도를 조절해서 나눠줍니다.

이제 병뚜껑을 하나씩 나눠줍니다. 뚜껑의 안쪽이 보이도록 탁자 위에 내려놓은 후, 오른손의 엄지와 검지를 병뚜껑 안쪽에 집어넣습니다.

엄지와 검지로 병뚜껑 안쪽을 꾹 눌러서 카드 위의 길/선을 따라 움직입니다. 엄지와 중지, 엄지와 약지, 엄지와 새끼손가락으로도 같은 동작을 반복합니다.

익숙해지면 왼손으로도 이 운동을 실행합니다.

운동 03 손가락 사이 채우기

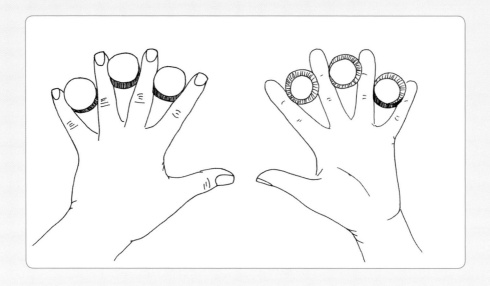

왼손을 활짝 펴서 손등이 위를 향하도록 탁자 위에 내려놓습니다.
오른손으로 병뚜껑을 집어 왼손 손가락 사이사이에 하나씩 끼워 넣습니다.
손을 바꿔서 이번에는 왼손으로 오른손 손가락 사이를 병뚜껑으로 채웁니다.
원하는 사람은 손가락 사이에 뚜껑을 끼운 채로 떨어지지 않도록 주의하면서 손을 들어 올리거나 원을 그려봅니다.

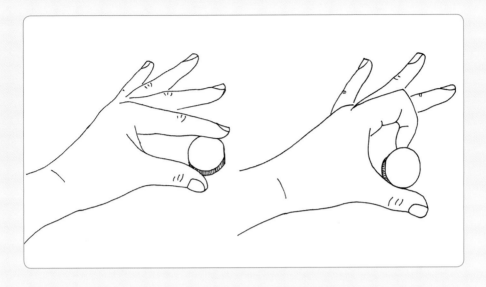

엄지와 검지로 병뚜껑의 가장자리를 잡은 후에, 검지로 병뚜껑을 밀어서 엄지 뿌리부터 끝까지 앞뒤로 굴려줍니다. 이때 병뚜껑을 떨어뜨리지 않도록 주의합니다.

엄지와 중지, 엄지와 약지, 엄지와 새끼손가락으로도 차례로 병뚜껑을 굴려줍니다.

손을 바꿔서 위의 동작들을 반복합니다.

아이스 스케이팅

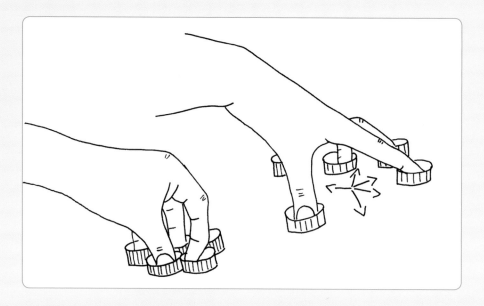

병뚜껑 다섯 개를 안쪽이 보이도록 탁자 위에 내려놓습니다. 왼손 손가락을 하나씩 병뚜껑에 넣어 가운데로 모아 잡습니다.

이제 손가락을 활짝 펴서 병뚜껑을 바깥쪽으로 펼쳐줍니다. 이때 마치 얼음 위에서 스케이트를 타는 것처럼 손가락으로 병뚜껑을 밀어 바닥을 미끄러지게 합니다.

이 동작을 여러 번 반복한 후, 오른손으로도 반복합니다.

병뚜껑 튕겨 보내기

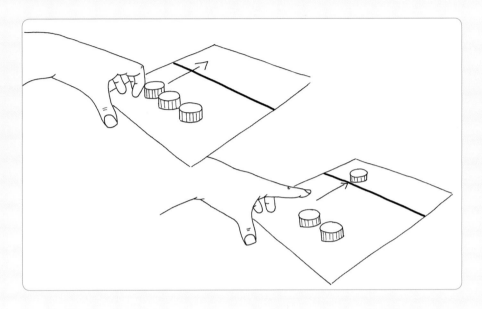

A4 용지의 세로 방향 3분의 2 지점에 가로로 선을 그은 후, 각 참여자들에게 한 장씩 나눠줍니다. 선을 그은 부분이 위쪽으로 오도록 종이를 탁자 위에 놓은 후에, 병뚜껑 세 개를 용지 아래쪽에 나란히 늘어놓습니다. 이제 검지를 이용해서 이 병뚜껑을 가로 선 위쪽으로 하나씩 튕겨 보냅니다.

병뚜껑이 용지 밖으로 날아가지 않도록 적당히 힘을 조절해야 하기 때문에 다소 어려운 운동입니다.

검지 외에 다른 손가락으로도 차례로 이 동작을 반복합니다.

이 운동을 쉽게 해낼 수 있게 되면 더 큰 종이를 이용해서 병뚜껑을 더 멀리 튕겨 보내는 연습을 할 수 있습니다.

운동 07 더 정확하게 튕겨 보내기

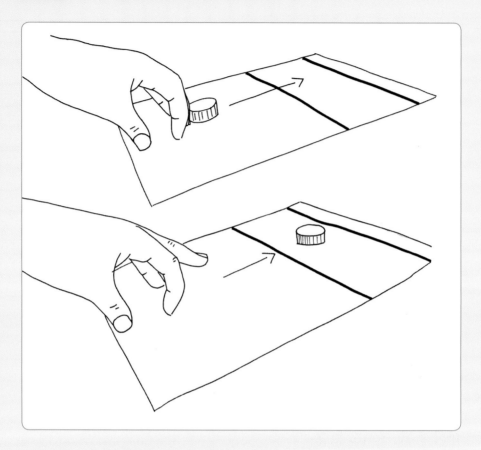

A4 용지의 세로 방향 3분의 2 지점에 가로 선을 긋고 바로 위쪽 가장자리에
도 나란히 선을 하나 더 그어줍니다. 선을 그은 부분이 위쪽으로 오도록 용
지를 내려놓고 용지 아래쪽에 병뚜껑을 놓습니다.

이제 검지로 병뚜껑을 튕겨서 두 개의 선 사이로 보냅니다. 뚜껑이 바깥 쪽
선을 넘거나 용지 밖으로 튕겨 나가지 않도록 주의합니다.

양손의 모든 손가락으로 이 동작을 반복합니다.

병뚜껑 세워서 굴리기

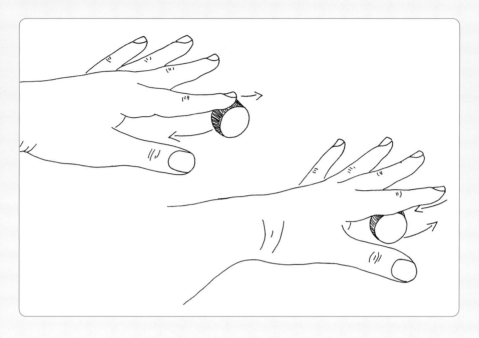

병뚜껑 하나를 세워서 가장자리를 손가락으로 누르고 손끝에서 뿌리까지,
또 뿌리부터 손끝까지 굴려줍니다. 이 동작을 여러 번 반복합니다.
병뚜껑 가장자리에 촘촘한 홈이 있는 경우, 앞뒤로 굴릴 때 손가락이 가볍게
마사지되는 효과도 있습니다.

코르크 마개를 이용한 손 체조

되도록 흠이 없고 큼직한 코르크 마개를 하나씩 준비합니다.

운동 09 코르크 마개 누르기

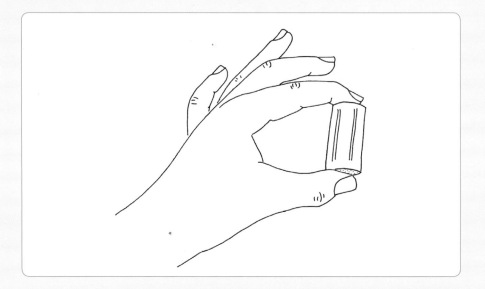

엄지와 검지로 코르크 마개의 양끝을 잡습니다. 세게 눌렀다 가볍게 눌렀다 힘 조절을 하면서 코르크 마개를 여러 번 누릅니다. 안내자가 다음과 같이 구령을 붙여도 좋습니다.

"힘껏 누르세요~ 가볍게 누르세요~ 다시 힘껏 누르세요~."

엄지와 중지, 약지, 새끼손가락으로 번갈아 이 운동을 반복하고, 오른손으로도 같은 동작을 반복합니다.

운동 10 코르크 마개 굴리기

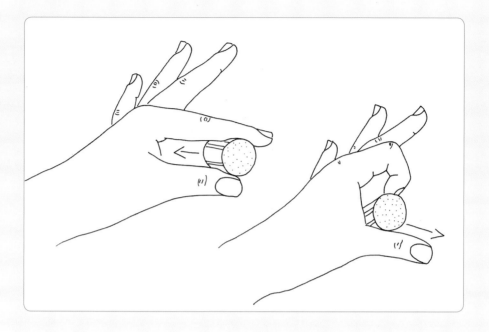

엄지와 검지로 코르크 마개의 중간을 잡은 후 검지로 누르며 엄지 뿌리 쪽
으로 굴리고, 반대 방향으로도 굴려줍니다. 마개를 떨어뜨리지 않도록 주의
하면서 이 운동을 여러 번 반복합니다.

이제 검지 대신 중지, 약지, 새끼손가락으로 코르크 마개를 굴려줍니다.

손을 바꿔서 이 동작을 반복합니다.

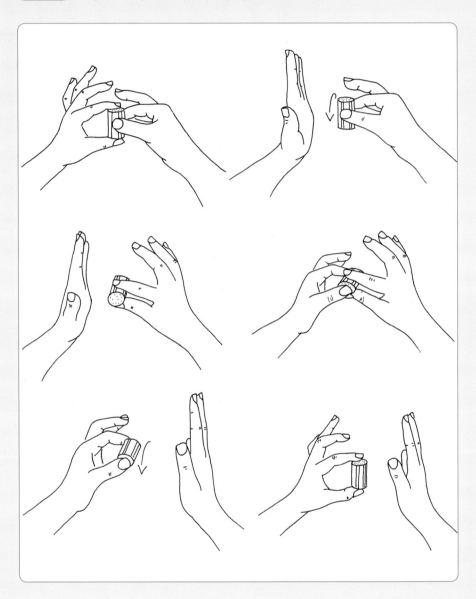

왼손 엄지와 검지로 코르크의 양끝을 잡고 세웁니다. 오른손 엄지와 검지로는 코르크의 중간을 잡습니다.

왼손을 놓습니다. 이어서 오른손을 90도 돌려서 코르크의 한쪽 끝이 몸 쪽을 가리키도록 합니다.

왼손 엄지와 검지로 오른손에 쥔 코르크의 양끝을 잡습니다.

이제 오른손을 놓습니다. 왼손 엄지와 검지로 잡은 코르크를 세로 방향으로 세웁니다. 이 동작을 여러 번 반복합니다.

엄지와 중지, 엄지와 약지, 엄지와 새끼손가락으로도 이 운동을 반복합니다.

탁자 위에 굴리기

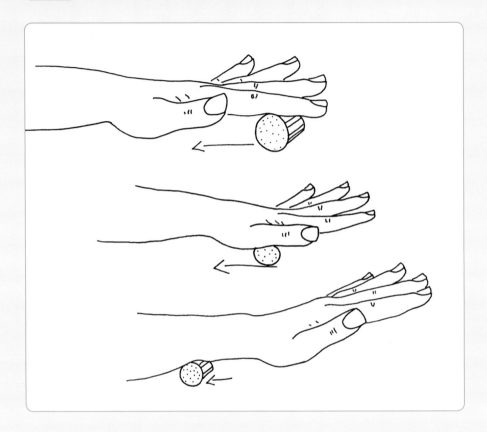

코르크를 옆으로 눕혀 탁자 위에 내려놓고, 왼손 검지 끝에서 손바닥 아래까
지 굴려줍니다. 이 동작을 여러 번 반복합니다.
양손의 다른 손가락으로도 차례차례 반복합니다.

손등으로 굴리기

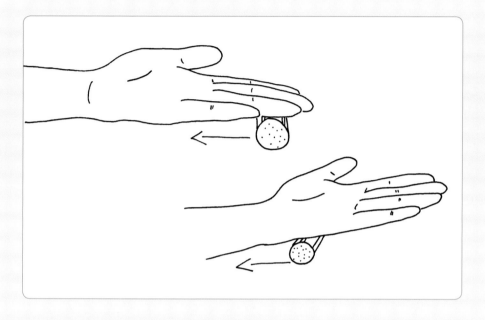

코르크를 옆으로 눕혀 탁자 위에 내려놓고, 손등으로 손끝부터 손목까지 굴려줍니다. 이 동작을 여러 번 반복합니다.
다른 손으로도 이 동작을 반복합니다.

오뚝이 놀이

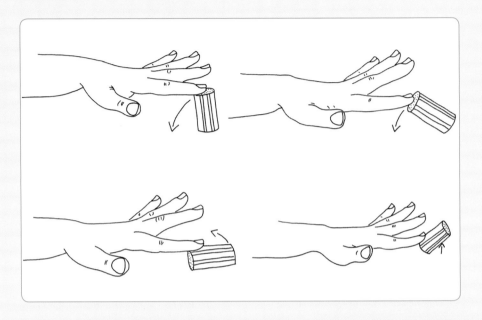

코르크를 탁자 위에 세워둡니다. 왼손 검지를 코르크 윗부분에 대고 살짝 앞
으로 눌러서 쓰러뜨립니다.

이제 손가락으로 쓰러진 코르크의 한쪽 끝을 눌러서 다시 일으켜 세웁니다.

양손의 모든 손가락으로 이 동작을 반복합니다.

세워 잡고 옆으로 돌리기

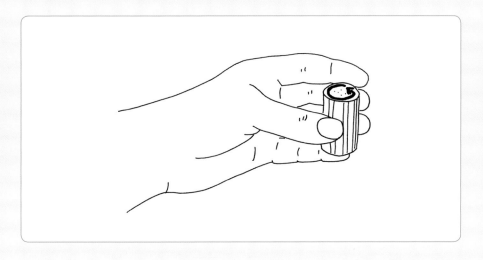

왼손으로 코르크를 세워 잡습니다.

왼손의 모든 손가락을 사용해서 코르크를 시계 방향으로 돌리고, 다시 시계 반대 방향으로 돌립니다.

오른손으로도 이 동작을 반복합니다.

세워 잡고 위아래로 돌리기

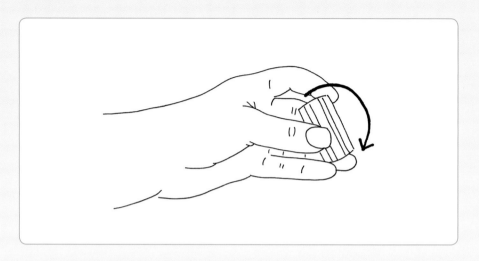

왼손으로 코르크를 세워 잡습니다.

모든 손가락을 사용해서 코르크를 세로 방향으로 위에서 아래로, 다시 아래
에서 위로 돌립니다.

오른손으로도 이 동작을 반복합니다.

운동 17 세워 잡고 앞뒤로 돌리기

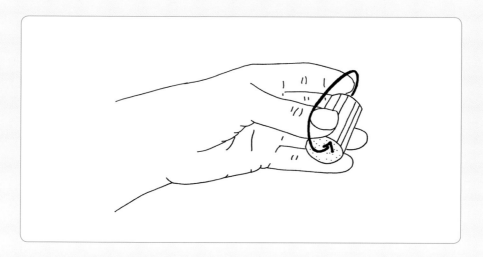

왼손으로 코르크를 세워 잡습니다.

모든 손가락을 사용해서 코르크를 정면을 향해 앞으로 돌렸다가 뒤로 돌립니다.

오른손으로도 이 동작을 반복합니다.

운동 18 코르크 마개 옮기기

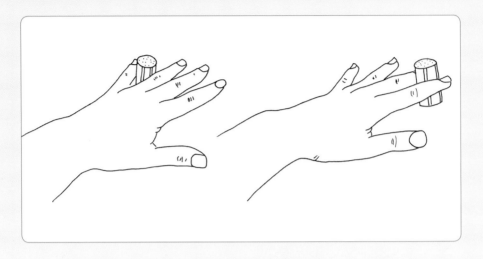

코르크를 탁자 위, 참여자의 왼쪽 앞에 세워둡니다.

왼손 새끼손가락과 약지 사이에 코르크를 끼워 잡고 오른쪽으로 들어 옮기거나, 밀어 옮깁니다. 이제 오른손 새끼손가락과 약지 사이에 코르크를 끼워 잡고 왼쪽으로 밀어 옮기거나, 들어 옮깁니다.

양손의 약지와 중지, 중지와 검지, 검지와 엄지로도 이 동작을 반복합니다.

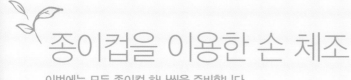

종이컵을 이용한 손 체조
이번에는 모두 종이컵 하나씩을 준비합니다.

운동 19 뒤집어 세우기

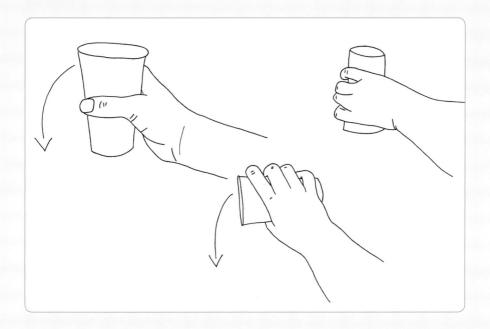

탁자 위에 종이컵을 내려놓습니다.

오른손으로 종이컵을 잡고 들어 올려 공중에서 뒤집은 후에 탁자 위에 거꾸로 세웁니다. 이때 손에서 종이컵을 놓치지 않도록 주의합니다. 이제 종이컵에서 손을 뗍니다.

오른손으로 다시 종이컵을 잡고 들어 올려 공중에서 뒤집은 후에 똑바로 내려놓습니다.

이렇게 들어 올리고 뒤집고 내려놓기를 여러 번 반복합니다. 왼손으로도 반복합니다.

균형 잡기

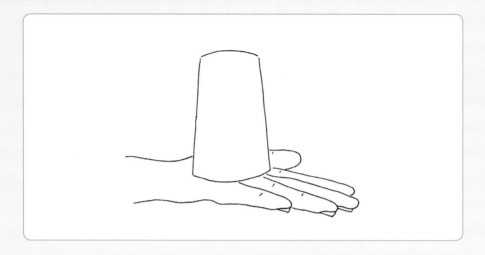

종이컵을 손바닥에 거꾸로 올려놓습니다. 이때 손바닥은 최대한 수평으로 폅니다.

종이컵이 기울지 않게 균형을 잡으면서, 손을 위아래, 앞뒤로 천천히 움직입니다. 가능하다면 빙빙 돌려보기도 합니다. 이때 종이컵이 손바닥에서 떨어지지 않도록 주의합니다.

손을 바꿔서 이 동작을 반복합니다.

눕혀 잡고 돌리기

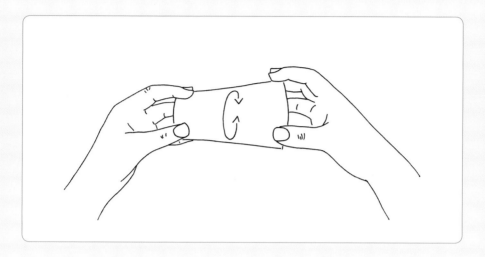

종이컵을 옆으로 눕혀 양쪽을 잡고 앞뒤로 번갈아 돌립니다.

똑바로 잡고 가로로 돌리기

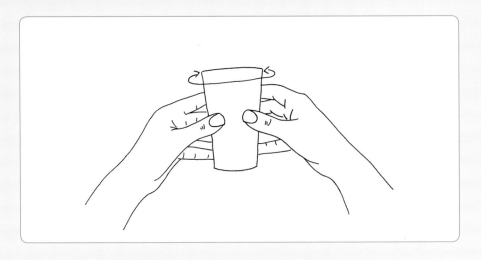

종이컵을 똑바로 놓고 양쪽 손가락 끝으로 잡습니다.

열 손가락을 모두 사용해서 종이컵을 가로 방향으로 돌립니다.

똑바로 잡고 세로로 돌리기

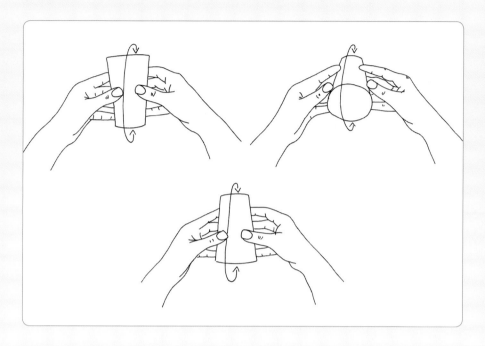

종이컵을 똑바로 놓고 양쪽 손가락 끝으로 잡은 후, 세로 방향으로 돌립니다.

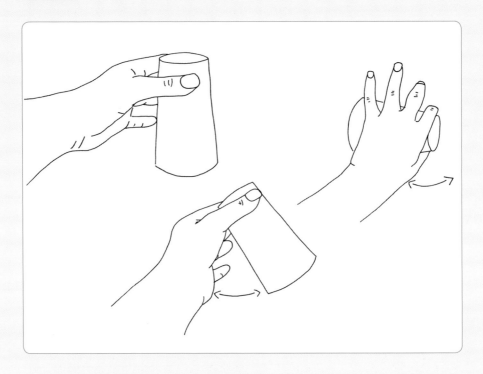

탁자 위에 종이컵을 거꾸로 세워둡니다.

왼손 엄지와 검지로 종이컵 윗부분을 잡고 살짝 들어 올린 후 종을 흔드는
것처럼 좌우로 흔듭니다.

엄지와 중지, 약지, 새끼손가락으로도 반복하고, 오른손으로도 이 동작을
실행합니다.

넘어뜨렸다 다시 세우기

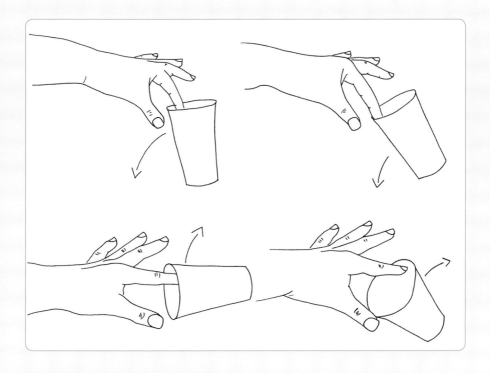

종이컵을 탁자 위에 똑바로 내려놓습니다.

검지를 종이컵 안쪽에 넣고 앞으로 눌러서 넘어뜨립니다.

이제 검지를 쓰러진 종이컵 안쪽 윗부분에 대고 위로 밀어 올려서 다시 세웁니다.

양손의 모든 손가락으로 번갈아 이 동작을 반복합니다.

운동 26 안쪽으로 손가락 넣어 잡기

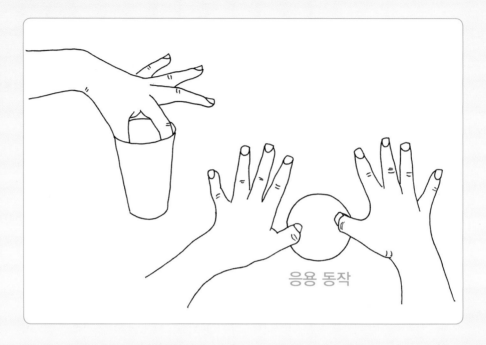

응용 동작

왼쪽 앞에 종이컵을 놓습니다.

왼손 엄지와 검지를 종이컵 안쪽으로 넣어 바깥쪽을 향해 밀면서 컵을 들어
올려 오른쪽으로 옮깁니다. 이번에는 오른손 엄지와 검지로 종이컵을 들어
올려 왼쪽으로 옮깁니다.

양손의 엄지와 중지, 약지, 새끼손가락으로도 차례로 이 동작을 반복합니다.

[응용 동작]

• 양손의 엄지를 종이컵 안쪽에 넣어 밖으로 밀면서 들어 올립니다. 양손
  의 검지, 중지, 약지와 새끼손가락으로도 이 동작을 반복합니다.

• 종이컵 안에 작은 물체(유리구슬, 동전, 조약돌 등)를 넣어 무게를 더한 후에
  이 운동을 해봅니다.

탁구공을 이용한 손 체조

모두 탁구공을 하나씩 준비합니다.

운동 27 손에 쥐고 굴리기

오른손에 탁구공을 쥐고 모든 손가락을 사용해서 공을 굴립니다. 가능하다면 한 번은 시계방향으로, 또 한 번은 시계반대방향으로 굴립니다.
이제 탁구공을 왼손으로 옮긴 후 같은 동작을 반복합니다.
이 동작을 양손 번갈아 방향을 바꾸며 여러 번 반복합니다.

운동 28 그네 태우기

양손 바닥을 펴고 손날을 붙여서 접시처럼 만든 후 탁구공을 올려놓습니다.
마치 그네를 태우듯이 양손을 좌우로 흔들어 탁구공이 양손 가장자리까지
닿도록 좌우로 굴립니다. 이때 탁구공을 떨어뜨리지 않도록 주의하세요!

크레인 동작

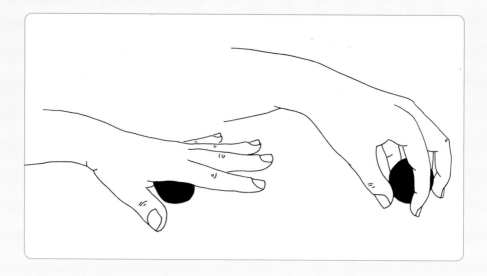

왼쪽 앞에 탁구공을 놓습니다. 왼손을 펼친 후 손바닥을 탁구공 위에 올립니다.

왼손 손가락들을 천천히 오므려서 탁구공을 잡고 들어 올린 후, 오른쪽으로 옮깁니다.

이제 오른손으로 같은 동작을 반복하며 왼쪽으로 옮깁니다.

[응용 동작]

- 탁구공을 탁자 좌우로 이동시키는 대신, 작은 양동이나 종이상자 등 통 안에 떨어뜨리는 운동으로 대체할 수 있습니다.
- 한 손으로 탁구공을 떨어뜨리고 다른 손으로 받는 동작을 해봅니다. 떨어뜨리는 높이로 동작의 난이도를 조절합니다.

공 위에서 춤추는 곰

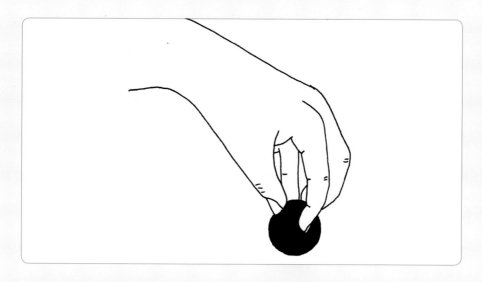

탁자 위에 탁구공을 놓습니다.

왼손 손가락을 모아서 손끝으로 공 윗부분을 잡고 부드럽게 이리저리 움직
여봅니다. 마치 공 위에서 춤추는 서커스 곰처럼 좌우로, 앞뒤로 굴리고 제
자리 돌기도 해봅니다.

오른손으로도 이 동작을 반복합니다.

좌우 번갈아 옮기기

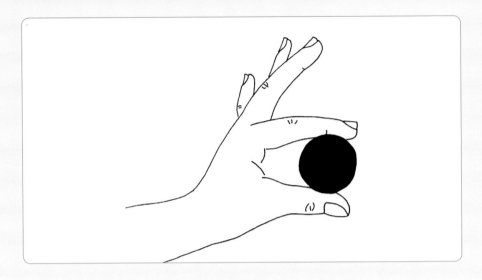

왼쪽과 오른쪽에 작은 통을 하나씩 놓습니다.

탁구공은 오른쪽 통에 넣어두고 시작합니다. 왼손 엄지와 검지로 탁구공을 잡고 꺼내서 왼쪽 통으로 옮깁니다. 이제 반대로 해봅니다. 오른손으로 왼쪽 통에 있는 탁구공을 꺼내 오른쪽 통으로 옮깁니다.

양손의 엄지와 검지, 중지, 약지, 새끼손가락으로 이 동작을 반복합니다.

운동 32 공 위에 손가락 하나씩 올리기

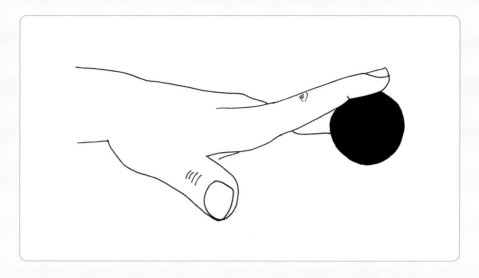

탁구공을 왼쪽 앞에 놓습니다. 그런 다음 공 왼쪽에 왼손을 내려놓습니다.
왼손의 검지를 공 위에 올리고 나머지 손가락들은 탁자에 바짝 붙입니다.
양손의 모든 손가락으로 차례로 이 동작을 반복합니다.
공이 움직이지 않도록 공 밑에 젖은 손수건을 깔아두어도 좋습니다.

운동 33 양손 바닥으로 굴리기

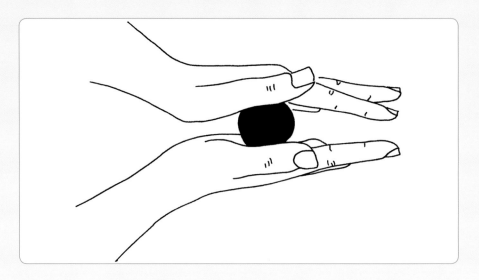

긴장을 풀기 위해서 탁구공을 양손 바닥 사이에 넣고 경단 빚는 것처럼 가볍게 이리저리 굴려줍니다. 한 번은 오른손이 위로, 한 번은 왼손이 위로 가게 합니다.

공 굴리는 동작을 좀 더 역동적으로 할 수도 있습니다. 공을 굴리면서 동시에 팔을 높이 들어 올렸다가 다시 당기는 동작을 더하면, 팔꿈치와 어깨도 단련이 됩니다.

손수건을 이용한 손 체조

약 30센티미터 길이의 정사각형 수건 (또는 손수건)을 준비합니다.

운동 34 탁자 닦기

손수건을 탁자에 놓고 오른손을 올린 후 원을 그리며 움직입니다. 말하자면, 탁자를 닦는 것 같은 동작입니다.

원하는 사람에 따라 팔 전체와 어깨, 상체를 함께 움직이며 크게 원을 그려도 좋습니다.

운동 35 다림질하기

손수건을 탁자에 놓고 손바닥으로 밀면서 잘 펴줍니다.

양손 바닥을 손수건 가운데 모았다가 오른손은 오른쪽으로 왼손은 왼쪽으로 밀면서 손수건을 펴줍니다. 다시 가운데 모았다가 오른손은 위로, 왼손은 아래로 밀면서 펴주고, 다시 손을 바꿔 왼손은 위로 오른손은 아래로 밀면서 펴줍니다.

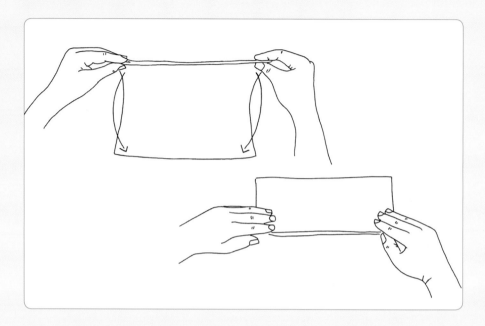

35번 운동을 통해 편평하게 잘 다려진 손수건을 다시 접어줍니다.

먼저 윗부분을 잡고 아래로 내려서 반 접어준 후, 구겨진 부분은 손가락으로 잘 펴줍니다. 다시 손수건을 위로 펼친 뒤에 반듯하게 손으로 펴줍니다.

이제 왼쪽 가장자리를 잡고 오른쪽으로 반 접어준 후 구겨진 부분을 잘 펴줍니다. 그런 다음 다시 펼치고 반듯하게 펴줍니다.

끝으로 손수건을 대각선으로 접었다가 펴줍니다.

이 동작을 여러 번 반복합니다.

[응용 동작]

이 운동을 한 손만 사용해서 할 수도 있습니다.

음반 돌리기

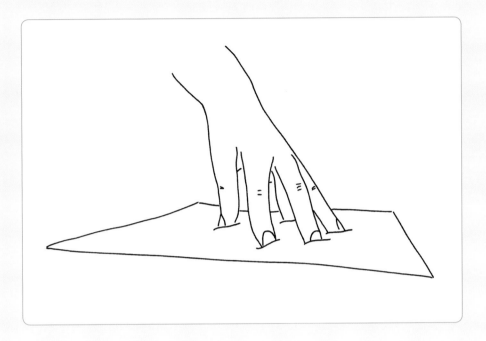

손수건을 탁자 위에 펼쳐놓습니다.

왼손 다섯 손가락 끝으로 손수건을 누르고 작은 원을 그리며 돌려줍니다. 마치 회전축으로 돌아가는 음반처럼 돌립니다.

이때 팔은 움직이지 않고 손가락만 움직입니다.

오른손으로도 이 동작을 반복합니다.

손수건 감추기

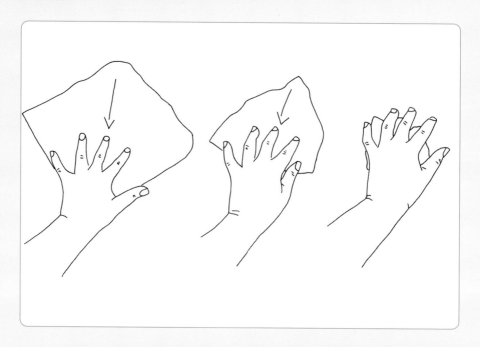

손수건을 탁자 위에 펼쳐놓습니다. 왼손을 손수건 앞에 내려놓습니다.
손이 탁자에서 떨어지지 않도록 주의하면서 손가락으로 손수건 모서리 한
쪽을 잡고 조금씩 안쪽으로 잡아당겨, 손수건을 손바닥 안에 완전히 감춥
니다.
오른손으로도 이 동작을 반복합니다.

빨아들이기

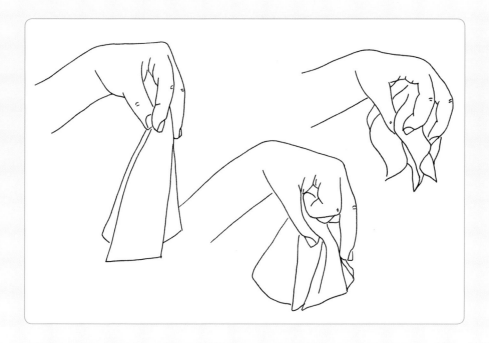

손수건을 탁자 위에 펼쳐놓습니다. 왼팔을 들어 올려서 왼손을 손수건 바로 위 공중에 둡니다.

다섯 손가락 끝으로 조심스레 손수건을 잡고, 왼손 손바닥 안쪽으로 손수건 이 완전히 감춰질 때까지 '빨아들이듯이' 잡아당깁니다. 이때 오른손은 거 들지 않습니다.

오른손으로도 이 동작을 반복합니다.

고리 통과시키기

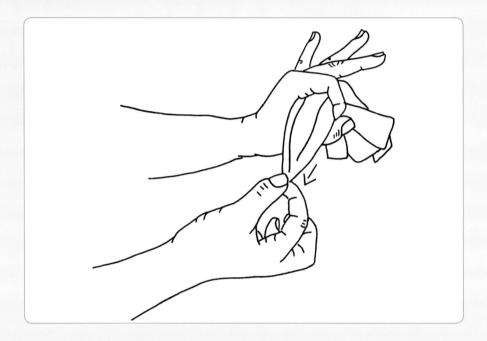

오른손으로 손수건을 잡습니다. 왼손 엄지와 검지로 고리 모양을 만들고, 오른손에 쥔 손수건을 왼손 고리 안쪽에서 바깥쪽으로 넣습니다. 오른손으로 손수건을 천천히 잡아당겨 고리를 통과시킵니다.

이제 왼손의 엄지와 중지로 고리를 만들어 이 동작을 반복합니다.

엄지와 약지, 엄지와 새끼손가락으로도 차례로 고리를 만들어 손수건을 통과시킵니다.

오른손으로도 이 동작을 반복합니다.

운동 41 돌돌 감기

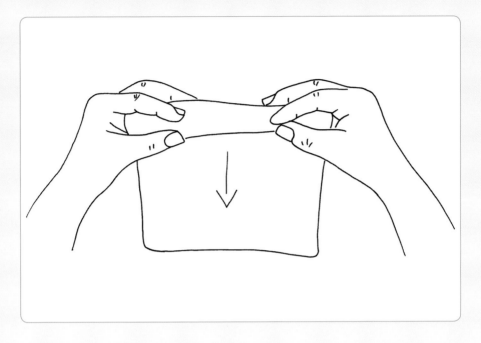

양손으로 손수건의 양끝을 잡고 들어 올린 후 아래로 돌돌 감아줍니다. 이
때 손수건과 양손, 양팔은 탁자에 닿지 말아야 합니다.

손수건을 끝까지 감은 후, 다시 반대 방향으로 손수건을 풀어줍니다.

이 동작을 여러 번 반복합니다.

손수건 잡고 오르내리기

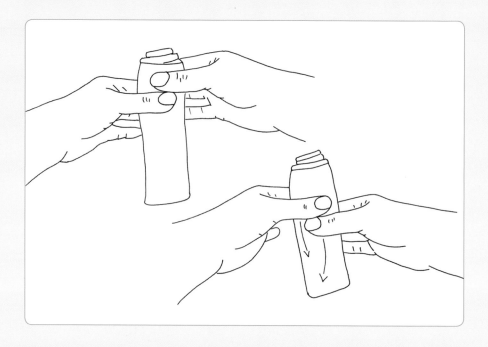

양손 손가락으로 돌돌 말린 손수건 윗부분을 잡고 들어 올립니다. 왼손 엄지가 오른손 엄지 아래로 오도록 엇갈려 잡습니다.

이제 왼손 바로 아래를 오른손으로 잡습니다. 이렇게 양손을 번갈아 움직여 손수건 맨 아랫부분까지 내려옵니다.

다시 반대 방향으로 아래에서 위로 손가락 오르기를 이어갑니다.

고무 밴드를 이용한 손 체조

고무 밴드를 하나씩 준비합니다.

운동 43 팽팽하게

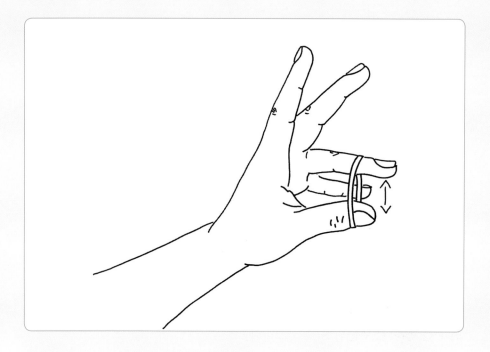

왼손 엄지와 검지를 고무 밴드 안쪽에 넣습니다.

손가락을 밴드 바깥쪽으로 밀어 팽팽하게 만듭니다. 팽팽한 상태를 몇 초 정도 유지하다가 다시 힘을 빼서 느슨하게 만듭니다. 이 동작을 여러 번 반복합니다.

엄지와 중지, 엄지와 약지(그림 참조), 엄지와 새끼손가락으로도 이 동작을 반복합니다. 오른손으로도 같은 동작을 실행합니다.

운동 44 삼각형

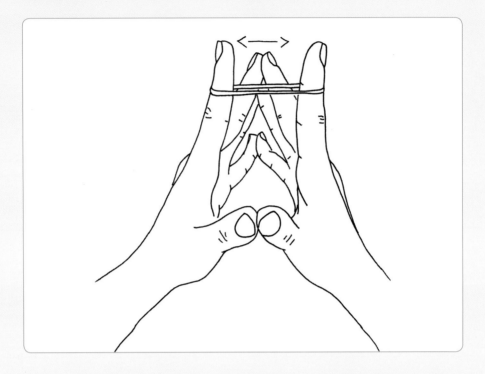

양손 다섯 손가락 끝을 맞댑니다. 양손 검지에 고무 밴드를 느슨하게 끼웁니다. 고무 밴드가 너무 길면 한 번 감아서 두 겹으로 만들어도 됩니다.
양손 검지를 천천히 떼어서 고무 밴드가 팽팽히 당겨지도록 합니다.
팽팽한 상태를 몇 초 정도 유지한 후에 천천히 검지를 서로 맞대서 다시 느슨한 상태로 돌아오게 합니다. 이 동작을 여러 번 반복합니다.
양손 중지, 약지, 새끼손가락으로도 이 운동을 반복합니다.